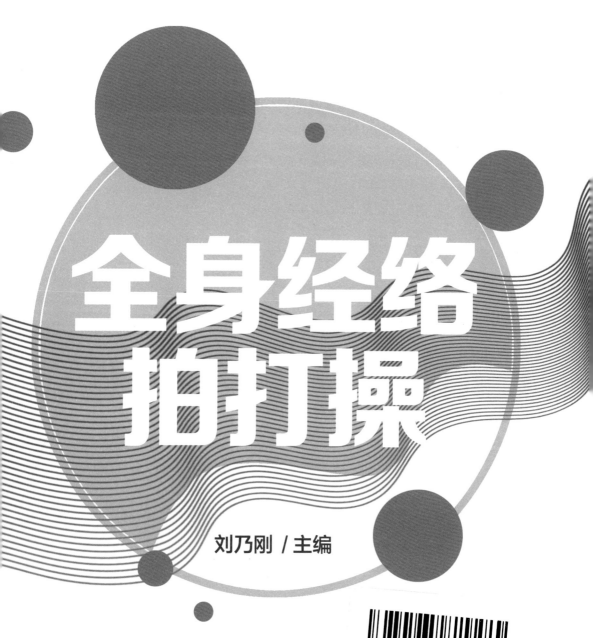

全身经络拍打操

刘乃刚 / 主编

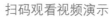

扫码观看视频演示

江苏凤凰科学技术出版社 · 南京

图书在版编目（CIP）数据

全身经络拍打操 / 刘乃刚主编 . — 南京：江苏凤凰科
学技术出版社 , 2024.6（2025.4 重印）
ISBN 978-7-5713-3780-3

Ⅰ.①全… Ⅱ.①刘… Ⅲ.①经络－按摩疗法（中医）
Ⅳ.① R244.1

中国国家版本馆 CIP 数据核字 (2023) 第 180611 号

中国健康生活图书实力品牌

全身经络拍打操

主　　　编	刘乃刚
全 书 设 计	汉　竹
责 任 编 辑	刘玉锋　赵　呈
特 邀 编 辑	张　瑜　郭　搏　肖华清
责 任 设 计	蒋佳佳
责 任 校 对	仲　敏
责 任 监 制	刘文洋

出 版 发 行	江苏凤凰科学技术出版社
出版社地址	南京市湖南路 1 号 A 楼，邮编：210009
出版社网址	http://www.pspress.cn
印　　　刷	南京新世纪联盟印务有限公司

开　　　本	720 mm×1 000 mm　1/16
印　　　张	10
字　　　数	200 000
版　　　次	2024 年 6 月第 1 版
印　　　次	2025 年 4 月第 2 次印刷

标 准 书 号	ISBN 978-7-5713-3780-3
定　　　价	35.00 元

导读

中医是我国优秀的传统技艺。目前，人们对于中医的认可度越来越高，越来越多的人正踊跃加入中医养生保健的队伍中来。

中医理疗养生保健的方法有很多，经络拍打操是其中一种较为便捷和有效的养生方法。

中医认为，人之所以生病，多是经络阻滞或外邪入侵导致气血虚弱而引发的。拍打相关经络穴位，可使经络通畅，气血旺盛，从而达到"诸脉皆通，通则疾除"的效果。

经络拍打的优势在于简单、易学，操作性强，它是一种随时随地都能进行的绿色养生保健方法，这无疑为现代人提供了一种更便捷的自我保健方案。

本书不仅系统地介绍了经络拍打的好处，循经拍打的要点和注意事项，还提供了多种实用性强的拍打操，讲解深入浅出，并随文配有300余幅图片，不论您有无中医学基础，都可以轻松地读懂并加以实践。

副主编：高贝贝　刘娅玲　马海舰　田　圆

编　委：陈　剑　韩　虎　黄煜升　李　峰　李　辉　李　勇
　　　　史榕荇　王　旭　杨　帆　张慧方　张思德　张永旺

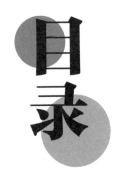

目录

第一章
解密经络拍打法

第二章
循经点穴，
精准拍打调体质

第三章
全身拍打，
从头到脚都轻松

第四章
拍拍打打，
轻松缓解常见不适

第五章
简单高效拍打操，
强身健体病不找

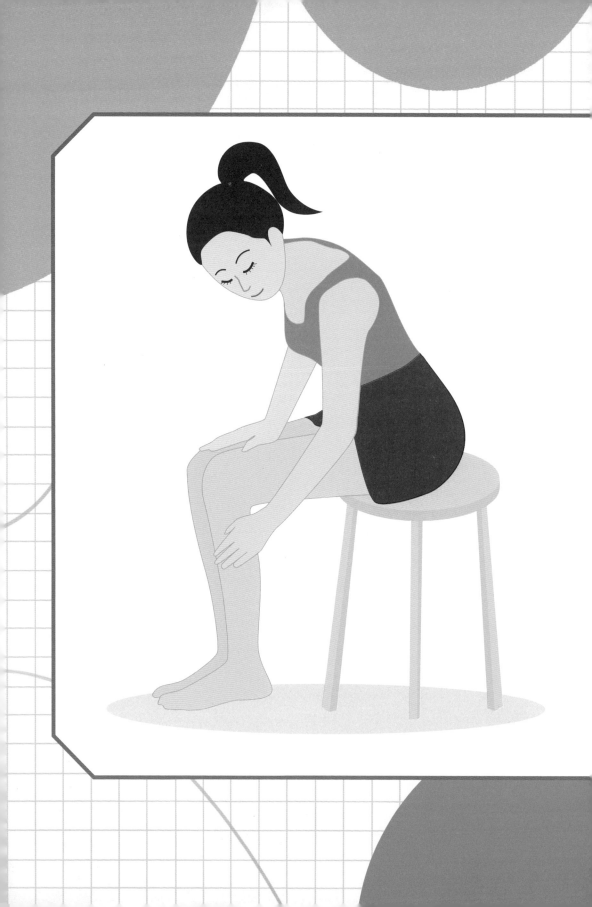

第一章

解密经络拍打法

　　经络是中医学独有的概念，中医认为经络是运行气血、联系脏腑和体表及全身各部的通道，是人体功能的调控系统。经络拍打法以手掌拍打穴位或患处为主，以其他手法为辅，有助于强筋壮骨、锻炼肌肉、舒利关节，并有促进血液循环、增强脏腑功能等积极作用。

经络是人体健康的"晴雨表"

中医认为，经络是气血运行的通道，而气血是人体功能得以实现的物质基础。因此，经络是否畅通将直接影响人体各项功能活动的运行。同时，很多脏腑病症可以通过经络在体表显现出来。可以说，经络是客观反映人体健康状况的"晴雨表"。

通则不痛，痛则不通

所谓"通则不痛，痛则不通"，意思是若人的气血畅通，身体就不会疼痛；若身体有疼痛则表示气血不通，身体上某些部位、经络穴位处会出现压痛等异常反应。

气血不顺百病生

疾病是在一定致病因素作用下，人体稳定有序的生命活动遭到破坏，出现阴阳失调、形质损伤、机能失常或心理障碍，从而表现出一系列临床症状和体征的过程。《黄帝内经·素问》有"气血不顺百病生"的说法。所谓的气血，就是支配内脏的一种能量，而这种能量若流动混乱，就会引起各种疾病。经络位于能量流动的通路上，内脏若有异常，则会反映在对应的经络上。

重视身体的异常反应

在中医看来，疾病的每一步进展，都有迹可循，而结节、条索状物等经络异常反应则是身体发生病变较为直观的表现。以下略举几例：

（1）枕后三角。这里是风池穴所在区域，如果有僵硬感或闷胀感，轻轻一按，触痛很明显，往往表示胆经、膀胱经、督脉气机不畅。

（2）头侧部。这里是胆经循行区，如果有条索感、空虚感或压痛的情况，往往表示胆经气机不畅。

（3）肩部前三角区。摸摸锁骨下方，如果有空虚感、僵硬条索感，或触痛明显，则说明人体手三阴经出现了程度不一的淤堵。

（4）两肋肝胆区。抚摸两肋，如果肋骨下缘有颗粒感、条索感、僵硬感，并且触痛明显，则说明此处胆经、肝经郁滞。

以上这些异常反应都是人体出现疾病的重要信号，不可疏忽大意。

解读人体经络系统

　　经络是经脉和络脉的总称。"经者，径也；经之支脉旁出者为络"，经即路径之意，经脉是主干，多循行于深部，纵行于固定的路径；络即网络之意，络脉是分支，深部和浅部皆有，呈纵横交错状遍布全身。经脉和络脉相互沟通联系，将人体的脏腑、形体、孔窍等紧密地联结成一个统一的有机整体。

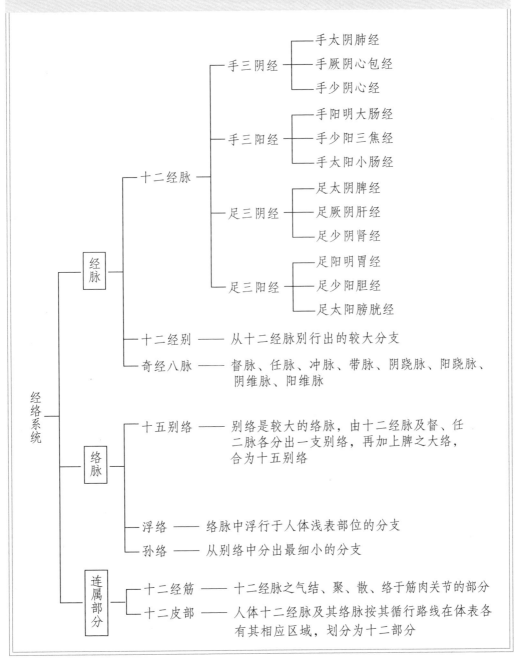

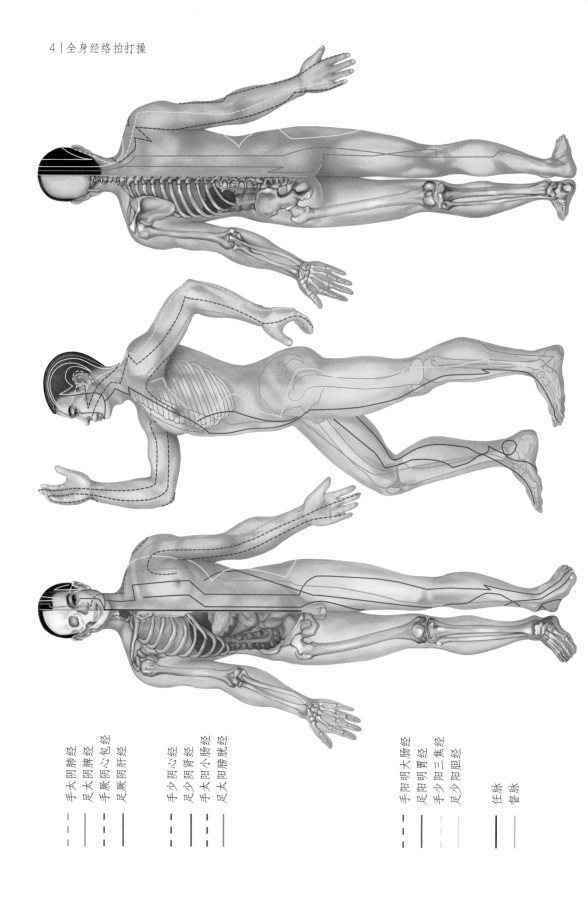

手太阴肺经

足太阴脾经

手厥阴心包经

足厥阴肝经

手少阴心经

足少阴肾经

手太阳小肠经

足太阳膀胱经

手阳明大肠经

足阳明胃经

手少阳三焦经

足少阳胆经

任脉

督脉

经络拍打养生的优势

经络拍打养生是一种纯物理的绿色保健方法。它不仅能激发身体能量、改善血液循环、疏通经络气血，还具有简单易学、可操作范围广、灵活性强等优点。

拍打可激发身体能量

当我们拍打身体时，外力的振动和渗透可激发人体各组织和脏器的活力。比如，当我们伏案工作了几个小时后，感觉非常疲劳，头昏脑涨，这个时候拍打一下手掌，头脑很快就能够清醒起来。

拍打可改善血液循环

当血液循环出现障碍，不能充分到达肢体远端时，四肢可能会出现冰冷、麻木的情况。这时候，你可以适度拍打不适部位数分钟，手脚冰冷、四肢麻木的情况很快就可以得到缓解。

拍打可疏通经络

当我们感到疲劳或身体酸痛时，表明我们身体的气血损耗较大，同时代谢废物淤积在体内无法排出。此时，拍打身体可以振奋经络，促进气血流通，加速将废物排出体外，从而恢复精力。

经络拍打简单易学

首先，做经络拍打操时，一般不需要记住具体的穴位，只需要了解经络的大致走向便可以操作；其次，无论有无中医基础，多数人几天就可以学会，效果也非常理想。

经络拍打可操作范围广

人体的某些部位，如头部、肘关节、腋下、腹股沟、膝关节、手和脚等，不方便刮痧、拔罐，而拍打却可以很方便地操作，甚至隔着衣服拍打也非常有效。

经络拍打灵活性强

经络拍打操，不受场所和时间的限制，无论在什么地方，无论人多还是人少，只需1平方米左右的地方就可以进行，拍打时间可长可短，非常灵活。

掌握好拍打技巧很关键

经络拍打的基本手法

拍击法

用掌心、掌背、掌根拍打体表，称为拍击法。

【适用部位】
此法适用于头、腹、胸、上肢、下肢及腰、背等部位。

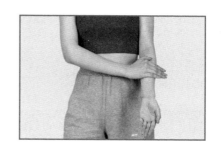

捶击法

用拳面、拳心、拳背、拳眼、拳轮捶击体表，称为捶击法。

【适用部位】
此法适用于肩、胸、腹、腰、上肢和下肢等部位。

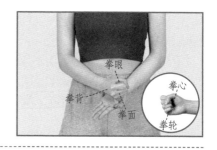

叩击法

四指（除拇指外）并拢，手掌半屈呈勺状，以四指指腹叩击身体部位，称为叩击法。

【适用部位】
此法适用于面部、枕后、尾椎、虎口等部位。

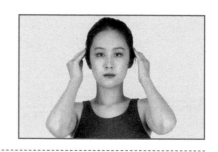

点击法

食指和中指并拢,自然伸直;拇指、无名指、小指自然屈曲。用两指指尖(或指腹),点击体表穴位,称为点击法。

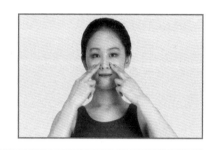

【适用部位】

此法适用于神阙穴、长强穴等较为隐蔽的经络穴位。

弹指法

用拇指将食指(或中指)的指甲按住,然后用食指(或中指)连续弹击身体部位,称为弹指法。

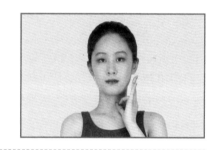

【适用部位】

此法适用于头面、颈项部。

敲击法

用擀面杖或保健槌等工具敲击体表经络或穴位,称为敲击法。

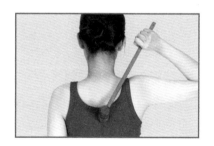

【适用部位】

此法适用于拍打范围较大,以及手指无法触及或拍打无力的部位,如后背、后臀等部位。

经络拍打顺序要记牢

总体原则

全身经络拍打的总体原则是先左后右，自上而下，由近及远。一般先拍打头面、肩部及背部，然后再拍打上肢，最后拍打下肢，从近端拍向远端。身体双侧患病时，先拍左侧，再拍打右侧。

先上后下

头为诸阳之会，手、足三阳经均经过头部，所以先拍打头部可以最大限度地振奋阳气，从而引领周身气血，为后面的拍打做准备，同时又可使精神更为集中。人体阴阳二气的分布是阳气位于上，阴气位于下，清阳上升，浊阳下降，所以拍打顺序最好从上到下。

先左后右

先左后右，是因为人体正气是左升右降，气机升发主要是由左侧引领的，气机肃降主要是由右侧引领的，所以先拍打左侧更有利于引领气机的正常升降。

推荐顺序

（1）先拍头顶，后拍头两侧，再拍头后、后颈部以及大椎。

（2）拍打肩部和背部。先拍肩部和背部两侧，再拍背部中央，即督脉。

（3）拍两侧腋窝及两胁内侧。有心脏、肺、乳腺方面病症的患者尤其要多拍此处。

（4）拍打胸腹部。手掌轻拍胸部、上腹及下腹部。

（5）拍打双臂。先拍打左臂内侧，沿着左肩部、上臂、肘部、手腕、手心拍打；再翻转手臂，拍打左臂外侧，沿着手背、手腕、前臂、肘部，回到肩部。右臂同理。

（6）拍打臀部、双腿。先从两边臀部拍起，沿着腿部、膝盖外侧、脚踝部拍打；再从脚踝部拍起，沿着双腿内侧、膝盖内侧、腘窝拍打。

（7）摩擦腰肾、侧腹部。双手叉腰，拇指在前，四指在后，先摩擦腰肾，然后仍以双手叉腰，拇指在后，四指在前，再摩擦侧腹部。

（8）全身上下轻轻抖动，进行放松。

拍打的时间和频率要因人而异

多多益善与适可而止

（1）一般人群可每天拍打或者时时拍打。只要身体情况允许，可随时随地拍打。

（2）长时间持续拍打，比分几次拍打效果更好。每个部位拍打得越透彻越好，不可浅尝辄止。

（3）身体较为健康者，若为单纯保健，可从头到脚按顺序拍打全身，重点部位每次拍5分钟以上。

（4）对于亚健康者，可主要拍打头、手、足处经脉，每处拍打10分钟以上。

（5）身体有疾患者，最好听取医生的建议再进行拍打。

养成每天拍打的好习惯

最好养成每天拍打的好习惯，通过外力对经脉气血的运行进行积极主动的干预，久而久之便能形成一种良性循环。可以选择在每天早、晚各拍打1次。

正视拍打后的身体反应

在拍打经络时，会出现气冲病灶的情况，即病灶或身体某些部位出现痛、麻、胀、肿、痒，打嗝、放屁、大小便频繁，以及长痘、出疹等现象，这说明经络穴位等已被打通，身体正在排毒，这正是拍打养生见效的表现，故不必过于紧张。刚开始做拍打操的时候，皮肤可能会出现红色、青色、紫色斑点或瘀块，一般在2~4天内就可以恢复原样。若皮肤未恢复原样或加重，则应及时到医院就诊。

取穴方法要牢记

拍打养生本质上是一种非常亲民、随性的养生方法，多数情况下并不需要用到具体的穴位。不过，对于有针对性的体质调理，常常需要用到具体的穴位，因此掌握一些自助找穴的技巧就显得非常必要了。

利用特殊共性找穴

人体的穴位虽然多如牛毛，但有一些共性非常便于我们找穴。比如，有些穴位位于骨头的凹陷处或肌肉、肌腱的缝隙，只要知道了大概位置，用指尖仔细摸索就能确定其位置。

利用按压感觉找穴

有些穴位位于骨头或肌肉的凸起之处。骨头的凸起很容易摸到；肌肉的凸起就需要将肌肉绷紧，找到最高点。这些穴位在体表能摸到明显标记，是比较容易找到的。还有一些穴位没有明显标记，此时就需要在大致的位置上用力按压，如果按中了穴位，就会产生酸痛、麻痒等特殊的感觉。

利用特殊姿势找穴

有些穴位需要我们采取特殊的姿势来定位置。比如，找曲泉穴的时候需要我们屈膝，该穴即位于屈膝时膝内侧的横纹端；取曲池穴时需要我们屈肘，该穴即位于屈肘时肘横纹外侧端处。

利用体表标志定位找穴

人体有很多标志，我们可以根据这些体表标志来找穴位：

（1）以头部为例。头部有五官、发际和眉毛，印堂穴位于两眉的中间，因此印堂穴的位置可以根据眉毛的位置来确定。

（2）以上身为例。肚脐、胸部、乳头、胸骨都是标志性的部位，可以根据这些位置来找穴位。比如，肚脐与剑胸结合部之间的中点是中脘穴，两乳头之间是膻中穴。

（3）以背部为例。背部脊椎棘突、肋骨是标志性的部位，很多穴位是根据脊椎棘突来定位的，比如我们的大椎穴在第7颈椎棘突下凹陷中。

"指寸"定位法

"指寸"定位法是一种简易的取穴方法，即依照被取穴者本人手指的长度和宽度为标准来取穴。

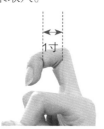

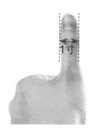

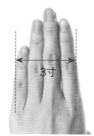

中指同身寸：以被取穴者中指中节屈曲时内侧两纹头之间的距离为1寸。此法可用于腰背部和四肢等部位。

拇指同身寸：以被取穴者拇指指间关节的横向宽度为1寸。此法常用于四肢部位。

横指同身寸：又称"一夫法"，将被取穴者的食指、中指、无名指、小指并拢，以中指中节横纹处为标准，四指的宽度为3寸。

简易取穴法

简易取穴法是临床上常用的一种简便易行的取穴法，虽然不适用于所有的穴位，但是操作方便，容易记忆。

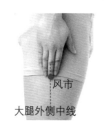

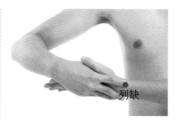

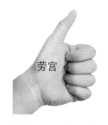

风市穴：直立垂手，手掌并拢伸直，中指尖处即是。

列缺穴：两手虎口相交，一手食指压在另一手桡骨茎突上，食指尖到达处即是。

劳宫穴：握拳，中指指尖压在掌心的第1横纹处即是。

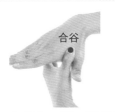

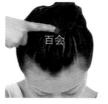

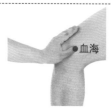

合谷穴：以一手拇指指间横纹对准另一手拇指、食指之间的指蹼，指尖点到处即是。

百会穴：两耳尖与头正中线相交处，按压有凹陷处即是。

血海穴：屈膝90°，手掌伏于膝盖上，拇指与其他四指成45°，拇指尖处即是。

经络拍打的注意事项

应循序渐进

拍打时应循序渐进，持之以恒，全面周到，不可东一下西一下地胡乱拍打。年老体弱者若不能一次拍打完足够的时长，中间可以休息一下。

轻为补，重为泻

如果身体脏腑存在实邪，可以拍打至出痧。对于身体虚弱的人群，适当拍打即可，不必强求出痧。

出痧或瘀青要注意

拍打后如果出痧或瘀青严重，要减少拍打时间或减轻拍打力度。

不可带痧拍打

如果同一部位出痧未退，不要带痧拍打，应待瘀斑消退后再进行拍打。

症状严重时应停止

拍打过程中，如果出现心慌、心悸、发热、出血等症状，或出现烦躁不安、面色发白、出冷汗、脉搏过快等反应时，应立即停止拍打，可平卧并喝一些温水予以缓解，必要时应就医。

应避风寒

拍打时应避免电扇或空调直吹，以免风寒之邪通过开泄的毛孔潜入体内，引发新的疾病。若室温过低或过高非开空调不可，可调到最小风力，将温度控制在26℃左右为宜。

拍打后要补充水分

拍打前后可饮用姜枣茶，也可饮用热水，以适当补充消耗的水分，促进新陈代谢，防止头晕疲劳。

不可立即洗澡

拍打后不要立即洗澡，1小时后方可用温水淋浴。切忌用凉水沐浴，宜少用沐浴液。

经络拍打的禁忌人群

经络拍打法并不适用于每一个人，以下人群需慎用经络拍打法：

（1）对疼痛刺激反应过大的人群。

（2）出血性疾病患者。

（3）恶性肿瘤、结核病、骨质疏松患者。

（4）新骨折、新扭伤、脱臼未恢复者。

（5）孕妇及月经期妇女。

（6）皮肤局部化脓感染者。

（7）急性传染病患者。

（8）高热及精神病患者。

（9）心、肺、肝、肾等重要脏器严重损害者。

（10）过饥、过饱及酒后神志不清者。

（11）年老体弱、病重、病后等极度衰弱者。

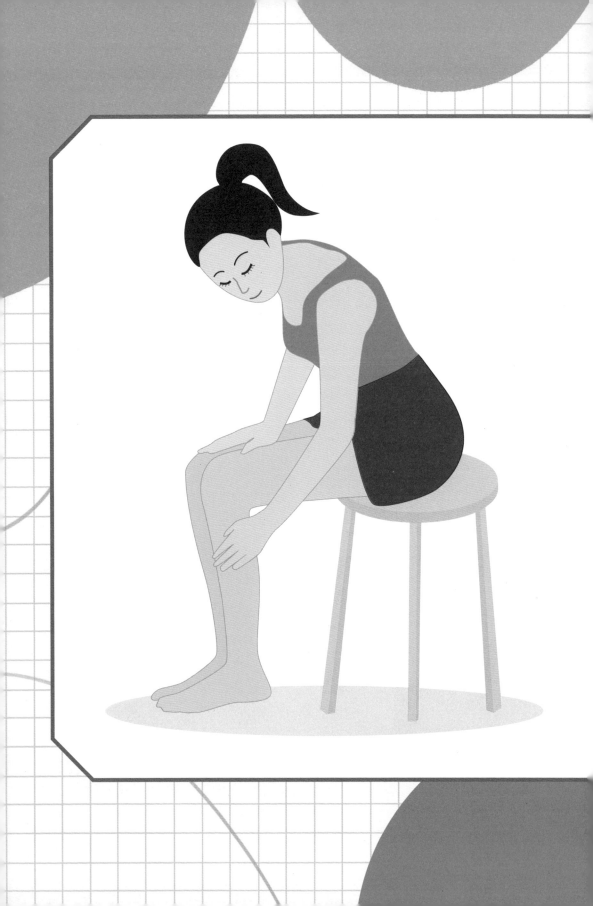

第二章

循经点穴，
精准拍打调体质

　　人体的十二经脉加上奇经八脉中的任脉和督脉，合称十四经脉。它们与十五络脉纵横交错，将人体的五脏六腑、四肢百骸、五官九窍、皮肉筋骨等紧密地联系在一起。循经点穴拍打疗法，是根据患者的病变部位确定其所属经脉，然后在其经络上选取相应的穴位予以调理的方法。

拍打肺经，
提振呼吸系统

《黄帝内经》中说："肺手太阴之脉，起于中焦，下络大肠，还循胃口，上膈属肺。"肺在五脏六腑中的地位很高，《黄帝内经》把它比作"相傅之官"。当肺的正常功能受损时，就会出现咳嗽气喘、胸闷等病症。经常拍打肺经，可以很好地改善这些症状。

拍打肺经，可缓解胸闷气短、咳嗽咳痰、咽喉肿痛、心烦等不适症状。

肺与大肠相表里，所以拍打肺经也可以调理胃肠不适。

肺经也常用于其循行部位疼痛的调理，如前臂内侧麻木、疼痛等，可以拍打尺泽、孔最、列缺等穴位。

如何拍打肺经

1 取坐姿，左手臂自然平举，手心向上，手指自然微屈。

2 用右手掌心沿左手臂内侧上缘肺经的循行路线拍打。

3 左右手交替进行。反复操作8~10分钟。

! 拍打可稍用力，以拍打部位发热或皮肤微微泛红为度。

! 寅时（3:00~5:00）肺经当令，此时的深度睡眠对呼吸系统有很好的保护作用。

! 寅时正值睡眠，不宜拍打肺经。可在其同名经足太阴脾经当令时，也就是巳时（9:00~11:00），对肺经和脾经进行拍打。

在拍打过程中，如果发现痛点，表明肺经上有堵塞的地方，这时可以着重拍打疼痛部位，并适当延长拍打时间。

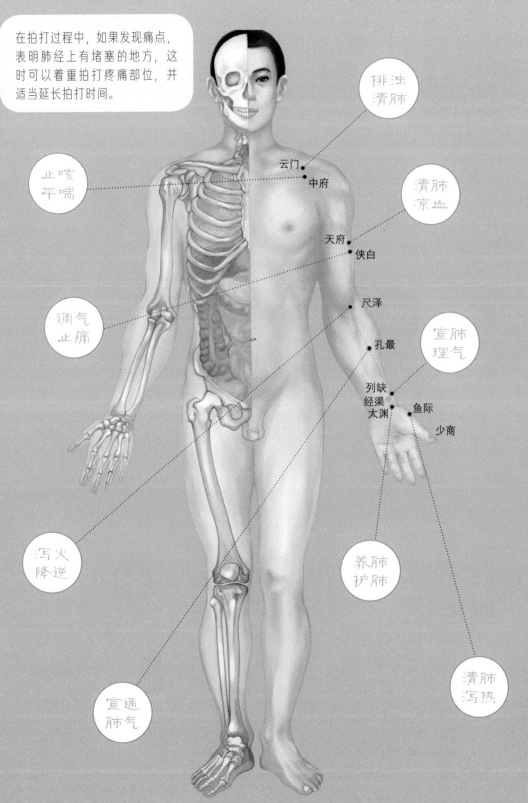

排浊
清肺

止咳
平喘

清肺
凉血

调气
止痛

宣肺
理气

泻火
降逆

养肺
护肺

宣通
肺气

清肺
泻热

云门
中府
天府
侠白
尺泽
孔最
列缺
经渠
太渊
鱼际
少商

拍打肺经的重点穴位

扫码观看视频演示

　　本经穴主治与肺有关的病症，如咳嗽，喘息，胸闷，心烦，气急，上臂和前臂内侧前缘酸痛，厥冷或掌心发热。当肺气过盛时，可见肩背酸痛、伤风、小便频数；而肺气不足时，则见肩背冷痛、气短、小便颜色异常。

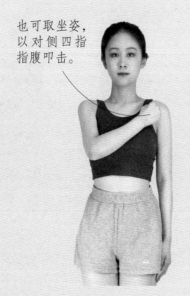

也可取坐姿，以对侧四指指腹叩击。

捶打云门穴

云门穴在胸部，锁骨下窝凹陷中，肩胛骨喙突内侧缘，前正中线旁开6寸。手握空拳，用拳心捶打云门穴。左右手交替进行，每侧捶打50~100次，以有酸痛感为度。

拍打云门穴有宣肺理气、止咳平喘、疏经活络的作用，对肺热引起的肩背痛有改善作用。

拍打尺泽穴

尺泽穴在肘区，肘横纹上，肱二头肌腱桡侧缘凹陷中。一臂自然伸直，掌心向上。以另一手掌心拍打尺泽穴。左右手交替进行，每侧拍打50~100次，以有酸痛感为度。

尺泽穴有清泻肺热的作用。经常拍打可改善咳嗽、气喘、咯血、咽喉肿痛等症状。

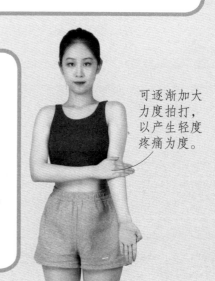

可逐渐加大力度拍打，以产生轻度疼痛为度。

拍打列缺穴

列缺穴在前臂，腕掌侧远端横纹上 1.5 寸，拇长展肌腱沟的凹陷中。伸左臂，展露手腕，用右手掌指拍打左手腕列缺穴。左右手交替进行，每侧拍打 50~100 次。

拍打列缺穴，对肺热引起的偏正头痛、颈项僵硬、咽喉肿痛等有改善作用。

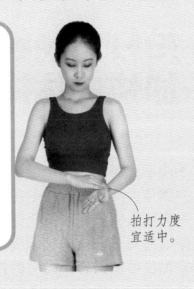

拍打力度宜适中。

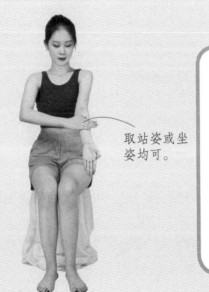

取站姿或坐姿均可。

拍打孔最穴

孔最穴在前臂前区，腕掌侧远端横纹上 7 寸，尺泽穴与太渊穴连线上。伸直左臂，用右手掌拍打左臂孔最穴。左右手交替进行，每侧拍打 50~100 次。

拍打孔最穴对咳嗽、咯血、热病无汗、咽喉肿痛等有改善作用。

捶打鱼际穴

鱼际穴在手外侧，第 1 掌骨桡侧中点赤白肉际处。左手自然前伸，掌心向上。右手握拳，以拳轮捶打左手鱼际穴。左右手交替进行，每侧捶打 50~100 次，以有酸痛感为度。

捶打鱼际穴可改善咳嗽、咯血、咽干、咽喉肿痛、失音等肺系实热病症。

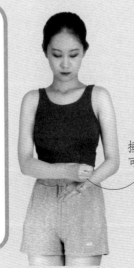

捶打力度可稍重。

拍打大肠经，
加快身体排毒

手阳明大肠经为循行于上肢、内属于大肠、阳气盛的经脉。手阳明大肠经与足阳明胃经所属的肠胃是人体消化吸收以及排出废物的器官。肠胃的排泄功能正常，体内产生的垃圾就能及时排出。此外，大肠经对淋巴系统也具有很好的保护功能。因此，经常拍打大肠经可加快身体排毒，从而增强人体免疫力。

拍打大肠经可使大肠气血顺畅，增强大肠蠕动功能，预防便秘。

肺与大肠相表里，经常拍打大肠经，可改善肺功能。

牙龈肿痛或嘴角边爱起痘痘，多为大肠内热有余，此时可以拍打大肠经予以缓解。

如何拍打大肠经

1 取站姿，右手握空拳，从左手腕部开始，沿着大肠经的循行路径从下往上拍打。

2 以同样的手法，左手握空拳拍打右臂的大肠经。

3 左右手交替进行。反复拍打8~10分钟。

! 拍打大肠经时，可重点拍打商阳穴、手三里穴、合谷穴、曲池穴、肩髃穴、迎香穴，直至局部皮肤发红发热为止。

! 卯时（5:00~7:00）大肠经当令，此时是拍打大肠经的最佳时段。

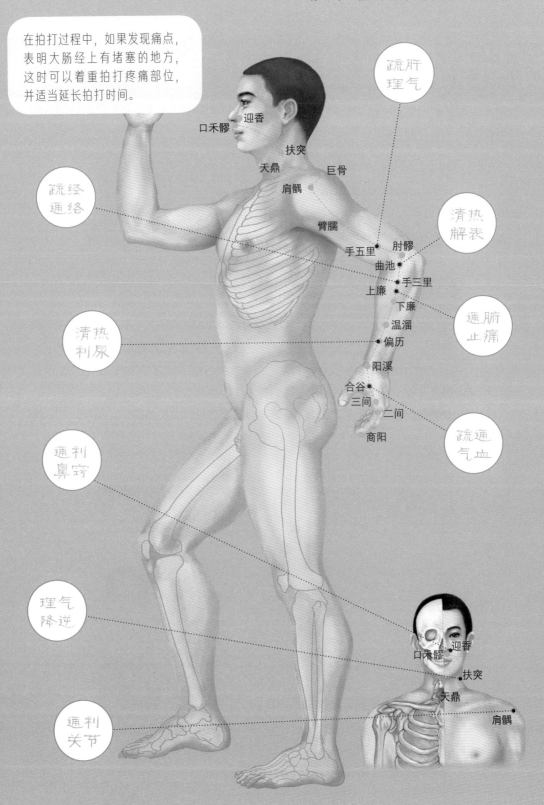

拍打大肠经的重点穴位

扫码观看视频演示

　　大肠经具有养阳、生津、通腑等作用。经常拍打大肠经可有效改善便秘，对肩臂痛等也有很好的改善效果。肺与大肠相表里，经常拍打大肠经，与肺有关的问题，如咳喘、感冒、皮肤病等也可以得到改善。

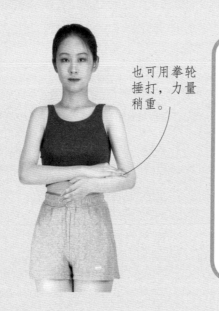

也可用拳轮捶打，力量稍重。

拍打手三里穴

手三里穴在前臂，肘横纹下 2 寸，阳溪穴与曲池穴连线上。左臂曲肘前伸，虎口朝上。用右手掌拍打左臂手三里穴。左右手交替进行，每侧拍打 50~100 次，以有酸痛感为度。

经常拍打手三里穴，有疏经通络、消肿止痛、清肠利腑的作用。

叩击合谷穴

合谷穴在手背，第 2 掌骨桡侧的中点处。左臂曲肘前伸，置于身前，虎口朝上。用右手四指指腹叩击左手合谷穴。左右手交替进行，每侧叩击 50~100 次，以有酸痛感为度。

合谷穴可调节大肠经气，疏风止痛。拍打此穴对大肠实热引起的牙痛、咽喉肿痛、口疮、便秘等有改善作用。

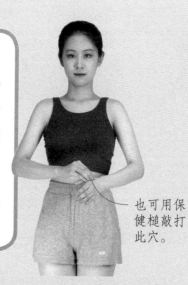

也可用保健槌敲打此穴。

拍打曲池穴

曲池穴在肘区，尺泽穴与肱骨外上髁连线的中点处。左臂自然下垂，略微前伸。用右手拍打左臂曲池穴。左右手交替进行，每侧拍打 50~100 次，以有酸痛感为度。

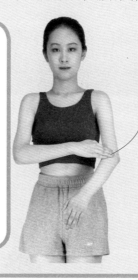

拍打力度可稍重一些。

经常拍打曲池穴有清热解表、散风止痒、消肿止痛、调和气血、疏经通络的作用。

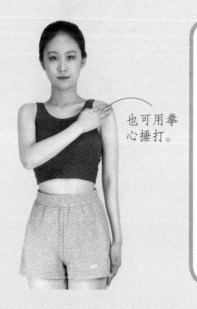

也可用拳心捶打。

拍打肩髃穴

肩髃穴在三角肌区，肩峰外侧缘前端与肱骨大结节之间凹陷中。左臂自然下垂，肩膀略微前倾。用右手掌拍打左臂肩髃穴。左右手交替进行，每侧拍打 50~100 次，以有酸痛感为度。

肩髃穴有通络止痛、活血化瘀的作用。拍打此穴可改善大肠经堵塞引起的肩臂挛痛、上肢不遂、瘾疹等病症。

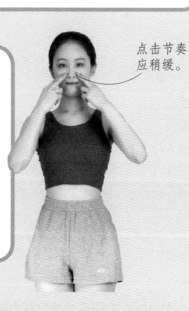

点击节奏应稍缓。

点击迎香穴

迎香穴在面部，鼻翼外缘中点旁，鼻唇沟中。双手食指、中指并拢，用两指指腹同时点击左右迎香穴。重复点击 50~100 次。

迎香穴有通利鼻窍、疏风解表、祛风通络的作用。经常刺激可改善大肠实热引起的鼻塞、不闻香臭、鼻出血等症状。

大肠经的重要穴位还有扶突、手五里、上廉、偏历等穴。这些穴位有止咳平喘、理气化痰、通络散结、活血止痛等作用，经常拍打可改善咳嗽气喘、咽喉肿痛、上肢痹痛等病症。

力度宜轻柔。

宜重力拍打。

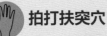 拍打扶突穴

扶突穴在胸锁乳突肌区，横平喉结，胸锁乳突肌前、后缘中间。自然站立，用同侧手指指腹拍打颈侧扶突穴。左右手交替进行，每侧拍打 50~100 次。

拍打手五里穴

手五里穴在臂部，肘横纹上 3 寸，曲池穴与肩髃穴连线上。自然站立，一臂下垂，掌心向里，用对侧手指指腹拍打臂部手五里穴。左右手交替进行，每侧拍打 50~100 次。

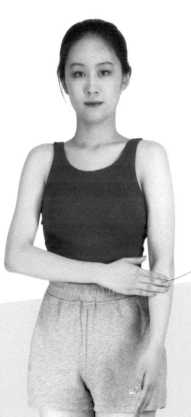

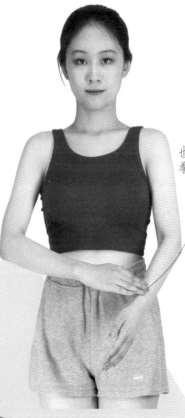

温馨提示

上廉穴有通调头面经气、疏泄头面风热的作用。拍打此穴可改善头痛目眩，肩膀、手臂酸痛麻木等症状。

取站姿或坐姿均可。

也可用空拳捶打。

 拍打上廉穴

上廉穴在前臂，肘横纹下3寸，阳溪穴与曲池穴连线上。自然站立，一臂下垂，掌心向里，用对侧手指指腹拍打前臂部上廉穴。左右手交替进行，每侧拍打 50~100 次。

拍打偏历穴

偏历穴在前臂，腕背侧远端横纹上3寸，阳溪穴与曲池穴连线上。自然站立，一臂下垂，掌心向里，用对侧手指指腹拍打前臂偏历穴。左右手交替进行，每侧拍打 50~100 次。

拍打胃经，
气血充足人不老

《黄帝内经》中说："胃足阳明之脉，起于鼻之交頞中，旁纳太阳之脉……入缺盆，下膈，属胃，络脾。"可见与胃经联系较为密切的脏器是脾和胃。脾胃的功能正常，气血生化充足，则神志得安。经常拍打胃经，可使人体胃气和顺、气血旺盛、精神焕发。

拍打胃经可改善脾胃失调引起的食欲不振、腹胀、手脚冰凉、身体乏力等症状。

拍打胃经，对神经系统、呼吸系统、循环系统也有很好的调理作用。

坚持拍打胃经，对减肥可起到辅助作用。

如何拍打胃经

1 取坐姿（可以坐在瑜伽垫上），脚后跟与臀部处于同一水平位置。

2 胸腹部的胃经循行路径用对侧的手掌拍打。

3 腿部的胃经循行路径用同侧手掌拍打。每次拍打 8~10 分钟。

! 拍打腿部时，力度可适当加大。

! 拍打躯干和面部时，力度应适中。

! 辰时（7:00~9:00）胃经当令，此时是拍打胃经的最佳时段。

胃气下降为顺，所以从上往下拍打胃经有利于胃气和顺。

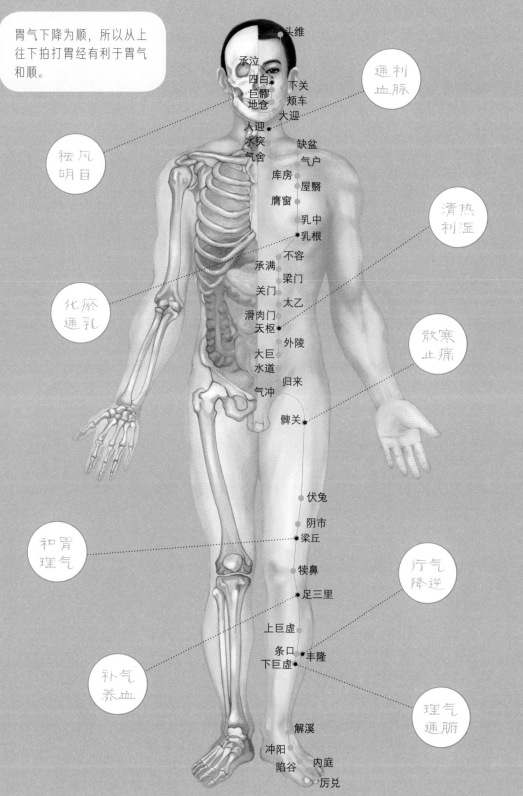

头维

承泣
四白
巨髎
地仓
下关
颊车
大迎

通利
血脉

祛风
明目

人迎
水突
气舍

缺盆
气户

库房
屋翳
膺窗

乳中
乳根

清热
利湿

化瘀
通乳

不容
承满
梁门
关门
太乙
滑肉门
天枢
外陵
大巨
水道
气冲
归来

散寒
止痛

髀关

伏兔
阴市
梁丘

和胃
理气

犊鼻
足三里

行气
降逆

上巨虚
条口
下巨虚
丰隆

补气
养血

解溪
冲阳
陷谷
内庭
厉兑

理气
通腑

拍打胃经的重点穴位

扫码观看视频演示

　　胃经堵塞不通，通常会出现腹胀、腹痛、恶心、呕吐、腹泻、食欲不振等症状，部分人群还会出现身体倦怠、闷闷不乐、眼痛、头痛以及鼻塞等症状。胃经的易堵塞点为髀关、梁丘、丰隆、足三里等穴，所以我们平时要重点拍打这些穴位。

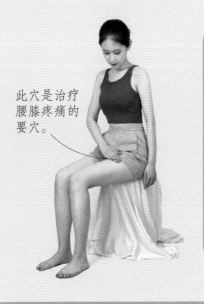

此穴是治疗腰膝疼痛的要穴。

拍打髀关穴

髀关穴在股前区，股直肌近端、缝匠肌与阔筋膜张肌3条肌肉之间凹陷中。取坐姿，用对侧手掌拍打髀关穴。左右手交替进行，每侧拍打50~100次。

髀关穴有舒筋活络、散寒止痛的作用。拍打此穴可改善胃经堵塞所致下肢痹痛、腰膝冷痛等症状。

拍打梁丘穴

梁丘穴在股前区，髌底上2寸，股外侧肌与股直肌肌腱之间。取坐姿，用对侧手掌拍打梁丘穴。左右手交替进行，每侧拍打50~100次。

梁丘穴有和胃理气、消肿止痛的作用。拍打此穴可改善急性胃炎、胃痉挛、膝肿痛、下肢不遂、乳痈等病症。

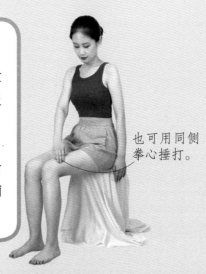

也可用同侧拳心捶打。

拍打丰隆穴

丰隆穴在小腿外侧，外踝尖上 8 寸，胫骨前肌的外缘。取坐姿，用同侧手掌拍打丰隆穴。左右手交替进行，每侧拍打 50~100 次。

丰隆穴有健脾和胃、止咳平喘、行气降逆的作用。拍打此穴可改善腹痛、腹胀、便秘，以及胃热引起的咳嗽、痰多、哮喘等症状。

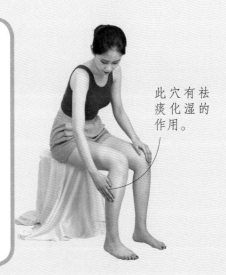

此穴有祛痰化湿的作用。

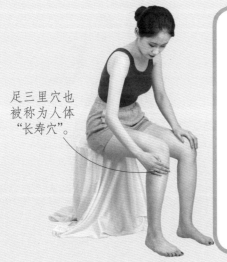

足三里穴也被称为人体"长寿穴"。

拍打足三里穴

足三里穴在小腿外侧，犊鼻穴下 3 寸，犊鼻穴与解溪穴连线上。取坐姿，用同侧手掌拍打足三里穴。左右手交替进行，每侧拍打 50~100 次。

足三里穴有和胃健脾、通腑化痰等作用，为保健要穴。拍打此穴可改善胃痛、呕吐、腹胀、肠鸣、消化不良等症状。

拍打天枢穴

天枢穴在腹部，横平脐中，前正中线旁开 2 寸。取站立姿，用对侧手掌拍打天枢穴。左右手交替进行，每侧拍打 50~100 次。

天枢穴有清利湿热、理气止痛、活血散瘀的作用。拍打此穴可改善口腔溃疡、呕吐、便秘、月经不调等症状。

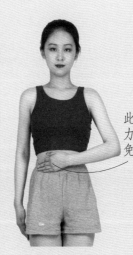

此处不可用力拍打，以免伤及内脏。

　　胃经的重要穴位还有四白、人迎、乳根、下巨虚等穴。这些穴位有祛风明目、通利血脉、化瘀通乳、理气通腑的作用，经常拍打可改善咽喉肿痛、胸胁疼痛等病症。

叩击力度
可稍重。

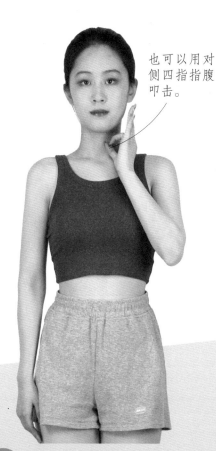

也可以用对
侧四指指腹
叩击。

 叩击四白穴

四白穴在面部，眶下孔处。自然站立，以双手四指（拇指除外）指腹同时叩击面部两侧四白穴。反复叩击 50~100 次。

弹击人迎穴

人迎穴在颈部，横平喉结，胸锁乳突肌前缘，颈总动脉搏动处。自然站立，用弹击手法，单指或双手同时弹击颈部人迎穴。重复弹击 50~100 次。

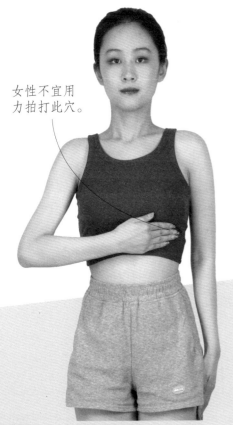

女性不宜用力拍打此穴。

此处肌肉丰厚，拍打力度可稍重。

拍打乳根穴

乳根穴在胸部，第 5 肋间隙，前正中线旁开 4 寸。自然站立，用对侧手掌拍打一侧胸部乳根穴。左右手交替进行，每侧拍打 50~100 次。

拍打下巨虚穴

下巨虚穴在小腿外侧，犊鼻穴下 9 寸，犊鼻穴与解溪穴连线上。取坐姿，用同侧手掌拍打小腿外侧下巨虚穴。左右手交替进行，每侧拍打 50~100 次。

拍打脾经，
消化好、胃口好

《黄帝内经》中说："脾足太阴之脉,起于大指之端……入腹,属脾,络胃,上膈,挟咽,连舌本,散舌下。"从上面的路线可以看出来,与脾经关系密切的脏腑为脾和胃。脾与胃互为表里,脾的功能好,胃的功能自然也不会差。因此,经常拍打脾经,有助于保持消化系统健康,消化好,胃口自然也好。

拍打脾经,可有效改善食欲不振、胃胀、打嗝、嗳气、呕吐、疲倦乏力、失眠等症状。

脾除有运化作用外,还有统血的功能,拍打脾经有助于预防各种出血症状。

拍打脾经,还可改善皱纹、眼袋、囊肿性痤疮、瘀斑等面部问题。

如何拍打脾经

1 取坐姿（可以坐在瑜伽垫上）,脚后跟与臀部处于同一水平位置。

2 胸腹部的脾经循行路径用对侧的手掌拍打。

3 腿部的脾经循行路径用同侧手掌拍打。每次拍打 8~10 分钟。

! 拍打时,力度要适中,以有酸、胀、麻感为度,避免用力过重。以脾经循行线上的皮肤微发红或微热为佳。

! 巳时（9:00~11:00）,脾经当令,此时是拍打脾经的最佳时段。

在拍打过程中，如果发现痛点或条索状物，表明脾经上有堵塞的地方，这时可以着重拍打该部位，并适当延长拍打时间。

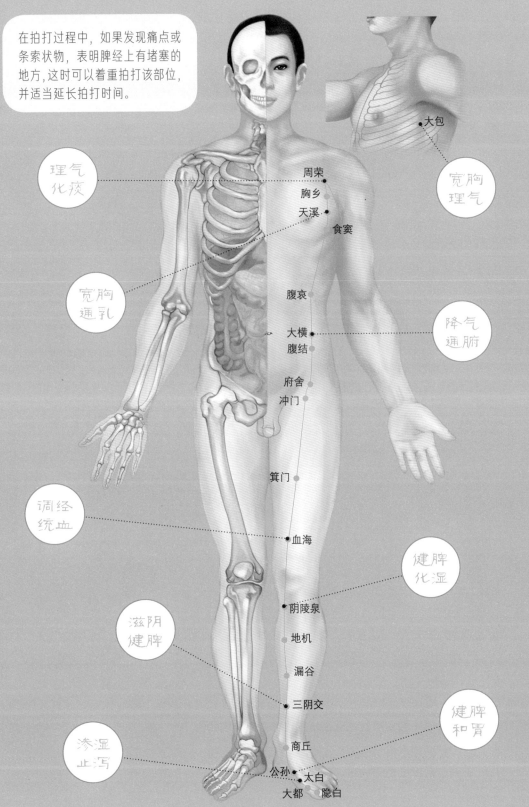

理气化痰

宽胸理气

大包

周荣
胸乡
天溪
食窦

宽胸通乳

腹哀
大横
腹结
府舍
冲门

降气通腑

箕门

调经统血

血海

健脾化湿

滋阴健脾

阴陵泉
地机
漏谷
三阴交

渗湿止泻

商丘

健脾和胃

公孙　太白
大都　隐白

拍打脾经的
重点穴位

扫码观看视频演示

　　拍打脾经有健脾行气、利湿消肿、调摄气血的作用，可改善脾胃虚弱所致的食欲不振、胃胀、打嗝、嗳气、呕吐、疲倦乏力、失眠、崩漏带下、月经失调、小便不利、大便稀溏等症状。脾经的易堵点为阴陵泉、三阴交、地机、太白、公孙等穴，我们平时可重点拍打。

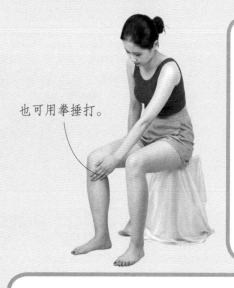

也可用拳捶打。

拍打阴陵泉穴

阴陵泉穴在小腿内侧，胫骨内侧髁下缘与胫骨内侧缘之间的凹陷中。取坐姿，用对侧手掌拍打阴陵泉穴。左右手交替进行，每侧拍打 50~100 次。

阴陵泉穴有健运脾胃、理气化湿的作用。拍打此穴可改善脾胃虚弱引起的食欲下降、腹胀、腹泻、小便不利等症状。

拍打三阴交穴

三阴交穴在小腿内侧，内踝尖上 3 寸，胫骨内侧缘后际处。取坐姿，用对侧手掌拍打三阴交穴。左右手交替进行，每侧拍打 50~100 次。

三阴交穴有滋阴健脾、补气益肾的作用。拍打此穴可改善消化不良、腹胀、腹泻，以及女性月经不调、白带过多等症状。

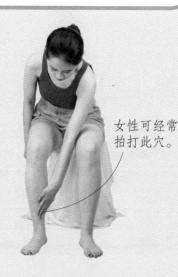

女性可经常拍打此穴。

拍打地机穴

地机穴在小腿内侧，阴陵泉穴下 3 寸，胫骨内侧缘后际处。取坐姿，用对侧手掌拍打地机穴。左右手交替进行，每侧拍打 50~100 次。

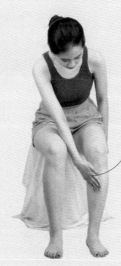

早晚各拍打 1 遍。

地机穴有健脾渗湿、调经止带的作用。拍打此穴可改善腹泻、水肿、小便不利、月经不调等症状。

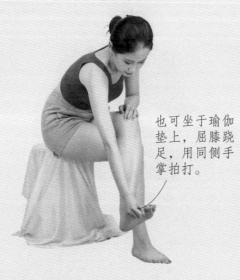

也可坐于瑜伽垫上，屈膝跷足，用同侧手掌拍打。

捶打太白穴

太白穴在跖区，第 1 跖趾关节近端赤白肉际凹陷中。取坐姿，将左腿架在右侧大腿上。用右手拳心捶打太白穴。左右手交替进行，每侧捶打 50~100 次。

太白穴有理气和胃的作用。拍打此穴可改善胃痛、腹胀、腹痛、肠鸣、呕吐、泄泻等症状。

捶打公孙穴

公孙穴在跖区，第 1 跖骨底的前下缘赤白肉际处。取坐姿，将左腿架在右侧大腿上。用右手拳心捶打公孙穴。左右手交替进行，每侧捶打 50~100 次。

公孙穴有健脾胃、调冲任的作用。经常刺激该穴可改善胃痛、呕吐、腹痛、腹胀、泄泻、痢疾、肠鸣等症状。

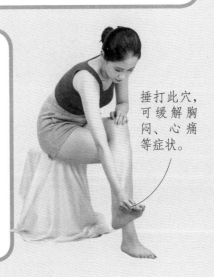

捶打此穴，可缓解胸闷、心痛等症状。

　　脾经的重要穴位还有周荣、天溪、大横、血海等穴。这些穴位具有理气止咳、宽胸通乳、温中散寒、调经统血等作用，经常拍打可改善乳汁清稀、腹痛腹泻、月经不调等症。

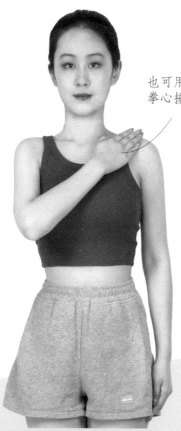

也可用对侧拳心捶打。

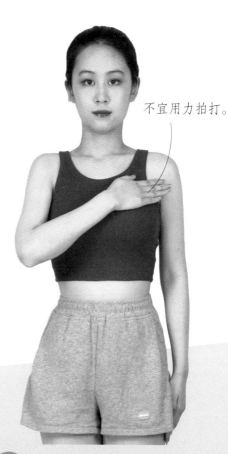

不宜用力拍打。

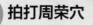 **拍打周荣穴**

周荣穴在胸部，第2肋间隙，前正中线旁开6寸处。自然站立，以对侧手掌拍打一侧周荣穴。左右手交替进行，每侧拍打50~100次。

拍打天溪穴

天溪穴在胸部，第4肋间隙，前正中线旁开6寸处。自然站立，以对侧手掌拍打一侧天溪穴。左右手交替进行，每侧拍打50~100次。

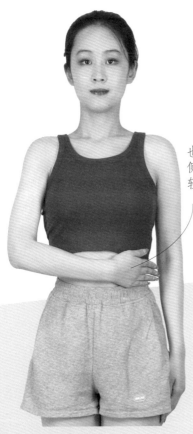

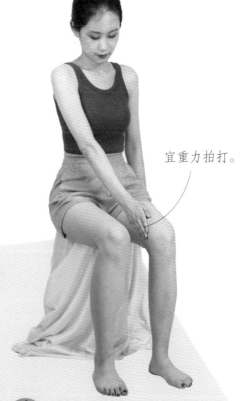

温馨提示

血海穴有调经统血、凉血止痒的作用。拍打此穴可改善月经不调、痛经、闭经、荨麻疹、神经性皮炎等病症。

也可用同侧拳心轻轻捶打。

宜重力拍打。

拍打大横穴

大横穴在腹部，脐中旁开4寸处。自然站立，以对侧手掌拍打一侧大横穴。左右手交替进行，每侧拍打50~100次。

拍打血海穴

血海穴在股前区，髌底内侧端上2寸，股内侧肌隆起处。取坐姿，以对侧手掌拍打一侧血海穴。左右手交替进行，每侧拍打50~100次。

拍打心经，养心脏

《黄帝内经》中说："心手少阴之脉，起于心中，出属心系，下膈，络小肠。"中医认为，在五脏中，心为"君主之官"。心主血脉，心藏神。心经与心脏相连，既可以反映心脏的功能状态，又可以调节心脏的功能。如果心经堵塞不通，往往表现为冠心病、心绞痛，甚至心肌梗死等，疏通心经有助于保养心脏。

拍打心经，可预防各种心脑血管疾病。

拍打心经，可缓解心胸烦闷、心口疼痛、咽干口渴、眼睛发黄、胁肋疼痛等症状。

拍打心经，可以改善头晕、头痛、多梦等问题，提高睡眠质量。

如何拍打心经

1 取坐姿，一侧手臂自然伸直，掌心向上，手指自然弯曲。

2 用另一侧手掌对心经循行部位进行拍打。

3 左右手交替进行。反复拍打8~10分钟。

！ 拍打力度要适当，以舒适或微有痛感为度。

！ 该经从胸走手，故而从腋窝向手指的方向拍打为补法，主要用于心气虚弱者；从手指向腋窝方向拍打为泻法，主要用于心气盛实者。

！ 午时（11:00~13:00）心经当令，此时是拍打心经的最佳时段。

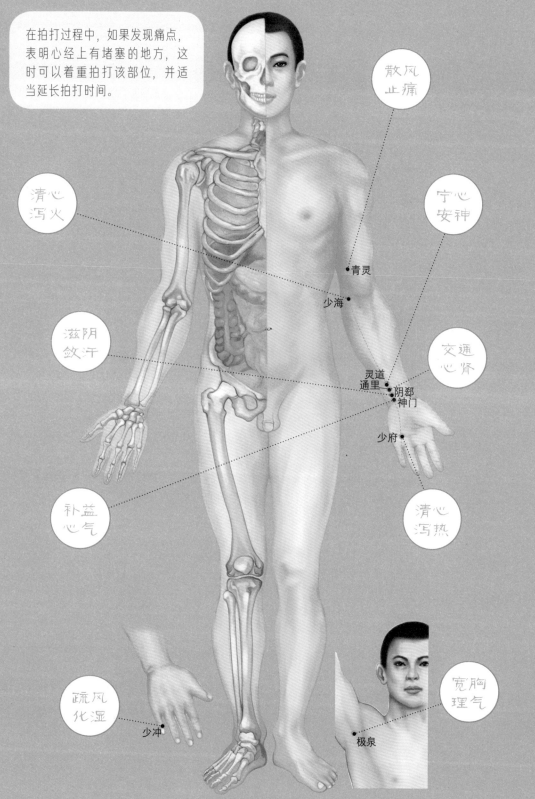

在拍打过程中，如果发现痛点，表明心经上有堵塞的地方，这时可以着重拍打该部位，并适当延长拍打时间。

散风
止痛

清心
泻火

宁心
安神

青灵

少海

滋阴
敛汗

交通
心肾

灵道
通里
阴郄
神门

少府

补益
心气

清心
泻热

疏风
化湿

宽胸
理气

少冲

极泉

拍打心经的
重点穴位

扫码观看视频演示

拍打心经，有助于保养心脏，调节心律，缓解精神压力。如果心经堵塞不通，往往表现为口唇发紫、失眠多梦、手臂疼痛等症状。心经的易堵点为少海、灵道、通里、阴郄、神门等穴，所以我们平时要经常拍打这几个穴位。

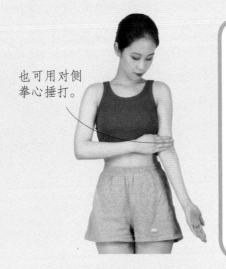

也可用对侧拳心捶打。

拍打少海穴

少海穴在肘前区，横平肘横纹，肱骨内上髁前缘处。一臂前伸，虎口向外侧，用对侧手掌拍打少海穴。左右手交替进行，每侧拍打 50~100 次。

少海穴有宽胸理气、舒筋活血的作用。拍打此穴可改善心经堵塞所致的失眠多梦、心慌心悸等症状。

拍打灵道穴

灵道穴在前臂前区，腕掌侧远端横纹上1.5寸，尺侧腕屈肌腱的桡侧缘处。一臂曲肘前伸，虎口向外侧，用对侧手掌拍打手腕部灵道穴。左右手交替进行，每侧拍打 50~100 次。

灵道穴有宁心安神、疏经通络的作用。拍打此穴可改善心慌、失眠、肘臂挛痛等症状。

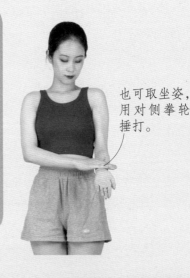

也可取坐姿，用对侧拳轮捶打。

拍打通里穴

通里穴在前臂前区，腕掌侧远端横纹上 1 寸，尺侧腕屈肌腱的桡侧缘。一臂曲肘前伸，虎口向外侧，用对侧手掌拍打手腕部通里穴。左右手交替进行，每侧拍打 50~100 次。

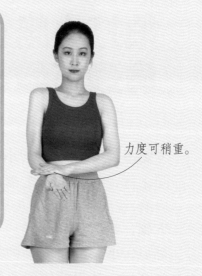

力度可稍重。

通里穴有清心安神、祛风通络的作用。拍打此穴可改善惊悸怔忡、头痛目眩、腕臂挛痛等症状。

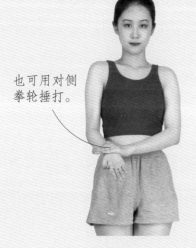

也可用对侧拳轮捶打。

拍打阴郄穴

阴郄穴在前臂前区，腕掌侧远端横纹上 0.5 寸，尺侧腕屈肌腱的桡侧缘。一臂曲肘前伸，虎口向外侧，用对侧手掌拍打手腕部阴郄穴。左右手交替进行，每侧拍打 50~100 次。

阴郄穴有滋养阴血、固表安神的作用。拍打此穴可改善心悸、心痛、咯血、盗汗等症状。

拍打神门穴

神门穴在腕前区，腕掌侧远端横纹尺侧端，尺侧腕屈肌腱的桡侧缘。一臂曲肘前伸，虎口向外侧，用对侧手掌拍打手腕部神门穴。左右手交替进行，每侧拍打 50~100 次。

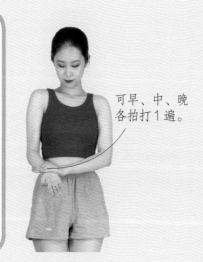

可早、中、晚各拍打 1 遍。

神门穴有宁心安神、清心调气的作用。拍打此穴可改善心悸怔忡、失智健忘等症状。

拍打小肠经，
肩颈不酸痛

《黄帝内经》中说："小肠手太阳之脉，起于小指之端……出肩解，绕肩胛，交肩上……循咽，下膈，抵胃，属小肠。"由此可见，小肠经与肩颈的关系较为密切。外界邪气对小肠经的影响一般以寒湿为主，邪气郁闭在经脉，导致气血不畅，就会出现肩颈部变僵、活动度受到限制等情况。经常拍打小肠经，可有效缓解这些症状。

拍打小肠经可改善胃肠道的消化吸收功能，有效缓解便秘、腹胀、腹泻等症状。

拍打手臂关节两侧的小肠经穴位，对关节屈伸不利和周围软组织疾病可起到辅助治疗的作用。

胸闷、心烦气躁者，可以通过拍打小肠经进行缓解。

如何拍打小肠经

1 取坐姿，手臂弯曲置于胸前，掌心朝向胸口。

2 另一只手沿小肠经循行路径进行拍打，也可用保健槌敲打。

3 两侧交替进行，反复拍打 8~10 分钟。

! 从手向臂部方向拍打为补法，适用于小肠经气虚证，如耳鸣如蝉、牙齿隐隐作痛、眼睛干涩等。

! 从臂部向手的方向拍打为泻法，适用于小肠经气实证，如耳内暴鸣、咽喉疼痛难忍等。

! 未时（13:00~15:00）小肠经当令，此时是拍打小肠经的最佳时段。

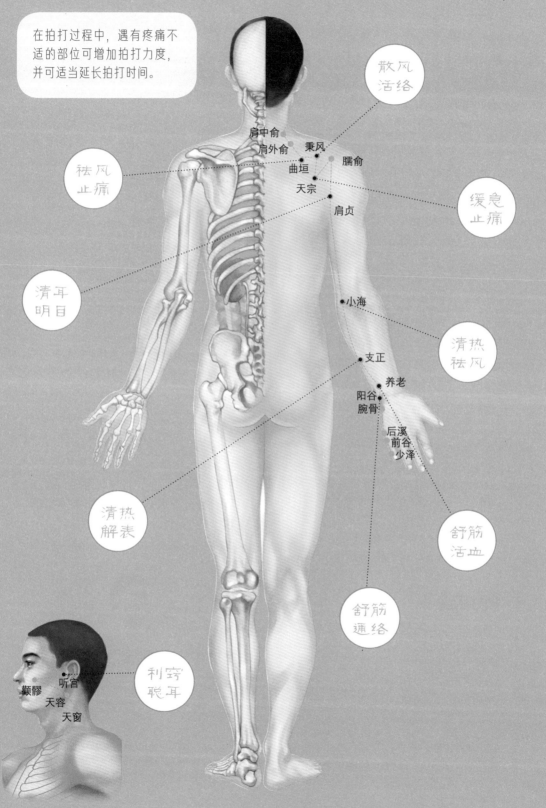

在拍打过程中，遇有疼痛不适的部位可增加拍打力度，并可适当延长拍打时间。

散风活络

祛风止痛

缓急止痛

清耳明目

清热祛风

肩中俞
肩外俞　秉风
　　　　　　臑俞
曲垣
天宗
肩贞

小海

支正

养老
阳谷
腕骨

后溪
前谷
少泽

清热解表

舒筋活血

舒筋通络

利窍聪耳

听宫
颧髎
天容
天窗

拍打小肠经的重点穴位

扫码观看视频演示

　　小肠经有生化气血、供给全身营养的作用。小肠经堵塞会影响人体对精微物质的吸收，导致人体抵抗力下降，体质变弱。经常拍打小肠经，可以改善肩颈酸痛、妇女产后乳汁清稀等问题。小肠经的易堵点为天宗、后溪、肩贞、曲垣、秉风等穴，所以我们平时要经常拍打这几个穴位。

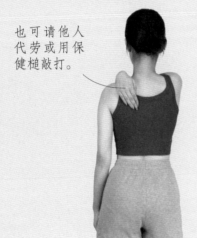

也可请他人代劳或用保健槌敲打。

拍打天宗穴

天宗穴在肩胛区，肩胛冈中点与肩胛骨下角连线上 1/3 与下 2/3 交点凹陷中。自然站立，用一只手手掌拍打对侧天宗穴。左右手交替进行，每侧拍打 50~100 次。

天宗穴有舒筋活络、理气消肿的作用。拍打此穴可辅助治疗肩周炎、肩背软组织损伤、落枕、气喘、乳腺炎等病症。

拍打后溪穴

后溪穴在手内侧，第 5 掌指关节尺侧近端赤白肉际凹陷中。一臂曲肘前伸，掌心向下，用对侧手掌拍打后溪穴。左右手交替进行，每侧拍打 50~100 次。

后溪穴有清心解郁、清热截疟、散风舒筋的作用。拍打此穴可缓解耳聋、目眩、头项强痛等症状。

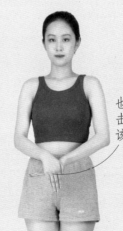

也可用叩击法刺激该穴位。

拍打肩贞穴

肩贞穴在肩胛区，肩关节后下方，腋后纹头直上1寸处。用一侧手掌拍打另一侧肩贞穴。左右手交替进行，每侧拍打50~100次。

肩贞穴有舒筋通络、清耳明目的作用。拍打此穴可改善肘臂疼痛、上肢不遂以及耳鸣、耳聋等症状。

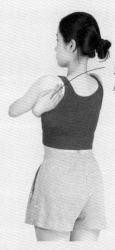

此处拍打力度宜稍重。

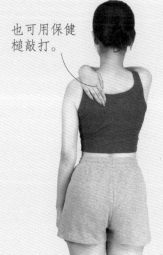

也可用保健槌敲打。

拍打曲垣穴

曲垣穴在肩胛区，肩胛冈内侧端上缘凹陷中。自然站立，以一手四指（拇指除外）拍打对侧曲垣穴。左右手交替进行，每侧拍打50~100次。

曲垣穴有舒筋通络、祛风止痛的作用。拍打此穴可改善肩胛疼痛、颈项强痛等症状。

拍打秉风穴

秉风穴在肩胛区，肩胛冈中点上方冈上窝中。自然站立，以一手手掌拍打对侧秉风穴。左右手交替进行，每侧拍打50~100次。

秉风穴有散风活络、止咳平喘的作用。拍打此穴可改善肩臂疼痛、上肢酸麻等症状。

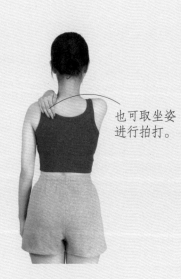

也可取坐姿进行拍打。

拍打膀胱经，抵御外邪病不找

膀胱经循经头、背、腰、臀、下肢、足等各部位，几乎贯通全身。《黄帝内经》中说："膀胱者，州都之官。津液藏焉，气化则能出矣。"古人把膀胱经比喻成"身体的藩篱"，说它是抵御外界风寒的天然屏障。如果此条经络通畅，则外邪难以入侵。同时，它也是人体的排毒通道。

拍打膀胱经，对久咳、咳痰、喘憋、慢性支气管炎、肺气肿等病症有一定的帮助。

拍打膀胱经，可以有效改善肩部酸痛，预防肩周炎，通调人体气血，提高人体免疫力。

拍打膀胱经，对于鼻窍不通、视力下降等也有很好的改善作用。

如何拍打膀胱经

1 拍打背部膀胱经时，可取站姿，用保健槌沿膀胱经的循行路径敲打。

2 拍打腿部膀胱经时，可取坐姿，屈膝使足跟与臀部处于同一水平位，用手掌沿膀胱经的循行路径拍打。

3 左右两侧交替进行。反复拍打8~10分钟。

! 从头部向足部方向拍打为补法，适用于膀胱气化失司、开合失权，如遗尿、尿失禁、小便频数等。

! 从足部向头部方向拍打为泻法，适用于膀胱经气实热盛，如尿闭、小便黄赤或小便疼痛等。

! 申时（15:00~17:00）膀胱经当令，此时是拍打膀胱经的最佳时段。

拍打膀胱经时，用力要均匀，不可使用蛮力，以循行部位的肌肉变得松弛或皮肤微微发红、发热为度。

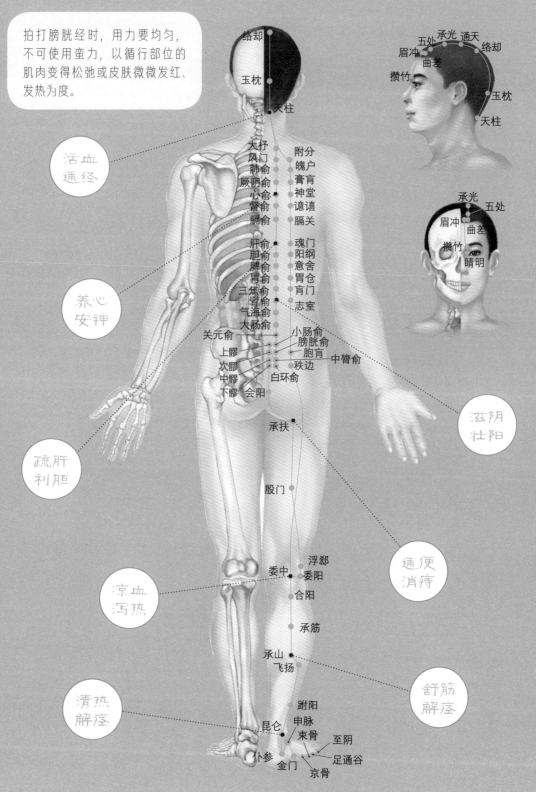

活血通经

养心安神

疏肝利胆

凉血泻热

清热解痉

滋阴壮阳

通便消痔

舒筋解痉

络却
玉枕
天柱

大杼
风门
肺俞
厥阴俞
心俞
督俞
膈俞

肝俞
胆俞
脾俞
胃俞
三焦俞
肾俞
气海俞
大肠俞

关元俞
上髎
次髎
中髎
下髎

附分
魄户
膏肓
神堂
譩譆
膈关

魂门
阳纲
意舍
胃仓
肓门
志室

小肠俞
膀胱俞
胞肓
中膂俞
秩边
白环俞
会阳

承扶

殷门

浮郄
委中
委阳
合阳

承筋

承山
飞扬

跗阳
昆仑
仆参
金门

申脉
束骨
至阴
足通谷
京骨

五处
眉冲
曲差
攒竹

承光 通天
络却

玉枕

天柱

承光 五处
眉冲
曲差
攒竹
睛明

拍打膀胱经的重点穴位

扫码观看视频演示

　　膀胱经是人体最大的排毒通道，经常拍打膀胱经，可以促进全身血液循环和新陈代谢。如果膀胱经堵塞，则会出现胸部闷胀、消化不良、食欲下降、水肿等症状。膀胱经的易堵塞点为昆仑、承山、合阳、委中、大杼等穴，所以我们要经常拍打这些穴位。

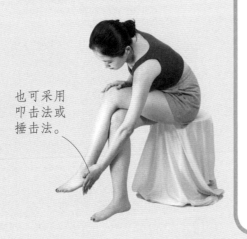

也可采用叩击法或捶击法。

拍打昆仑穴

昆仑穴在踝区，外踝尖与跟腱之间的凹陷中。取坐姿，将一侧大腿架在另一侧大腿上，使小腿外侧脚踝充分地暴露出来。弯腰，用同侧手掌拍打昆仑穴。左右手交替进行，每侧拍打 50~100 次。

昆仑穴有清热解痉、舒筋安神的作用。拍打此穴可改善头晕、目眩、头痛、足踝部疼痛等症状。

拍打承山穴

承山穴在小腿后区，腓肠肌两肌腹与肌腱交角处。取站姿，弯腰屈膝，用双手手掌同时拍打同侧承山穴。反复拍打 50~100 次。

承山穴有健脾和胃、运化水湿的作用。拍打此穴可改善腰痛、肩膀疼痛、小腿酸痛等不适。

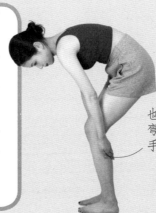

也可取坐姿，弯腰用双手手掌拍打。

拍打合阳穴

合阳穴在小腿后区，腘横纹下 2 寸，腓肠肌内、外侧头之间。取坐姿，弯腰屈膝，用双手手掌同时拍打同侧合阳穴。反复拍打 50~100 次。

合阳穴有舒筋活络、清热降浊的作用。拍打此穴可改善腰腿痛、下肢麻痹，缓解女性月经不调、崩漏等病症。

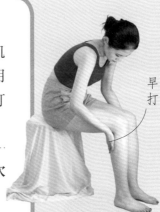

早、晚各拍打 1 遍。

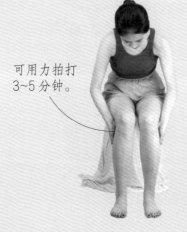

可用力拍打 3~5 分钟。

拍打委中穴

委中穴在膝后区，腘横纹中点。取坐姿，弯腰屈膝，以双手掌心同时拍打同侧委中穴。重复拍打 50~100 次。

委中穴有通经活络、活血化瘀、清热凉血的作用。拍打此穴可改善腰背痛、下肢痿痹、腹痛、急性吐泻、小便不利、遗尿等病症。

拍打大杼穴

大杼穴在脊柱区，第 1 胸椎棘突下，后正中线旁开 1.5 寸。自然站立，举臂曲肘，用手掌拍打颈后大杼穴。左右手交替进行，每侧拍打 50~100 次。

大杼穴有疏风解表、宣肃肺气的作用。可辅助治疗感冒、发热、咳嗽、支气管炎等病症。

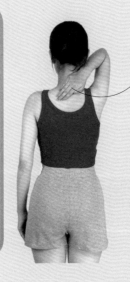

也可用拳心捶打。

　　膀胱经的重要穴位还有肺俞、膈俞、脾俞、三焦俞等穴。这些穴位具有宣肺平喘、养血和营、健脾和胃、利水通淋等作用，可用于辅助治疗咳嗽、哮喘、盗汗、腹痛、腹胀、下肢肿胀等病症。

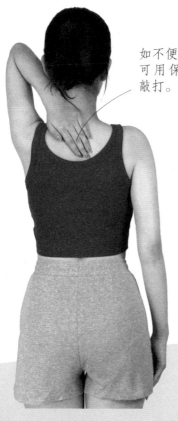

如不便拍打，可用保健槌敲打。

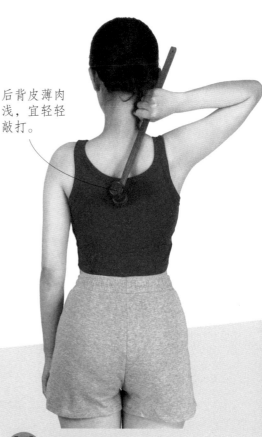

后背皮薄肉浅，宜轻轻敲打。

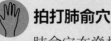 拍打肺俞穴

肺俞穴在脊柱区，第 3 胸椎棘突下，后正中线旁开 1.5 寸处。取站姿，手臂绕到肩后，用手拍打脊柱区肺俞穴。左右手交替进行，反复拍打 50~100 次。

敲打膈俞穴

膈俞穴在脊柱区，第 7 胸椎棘突下，后正中线旁开 1.5 寸处。取站姿，用保健槌敲打后背膈俞穴。左右手交替进行，反复敲打 50~100 次。

温馨提示

三焦俞穴有通调三焦、利水通淋、强壮腰肾的作用。拍打此穴可改善腹胀、腰痛、泌尿系统感染等病症。

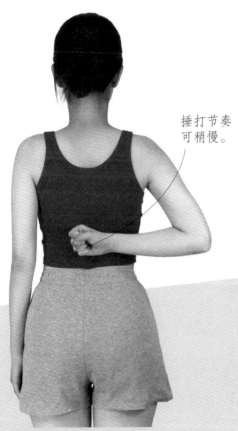

捶打节奏
可稍慢。

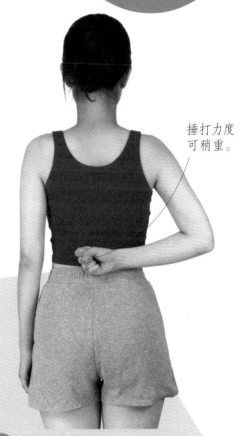

捶打力度
可稍重。

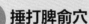 **捶打脾俞穴**

脾俞穴在脊柱区，第 11 胸椎棘突下，后正中线旁开 1.5 寸处。自然站立，一手握拳，以拳背捶打后背脾俞穴。左右手交替进行，反复捶打 50~100 次。

捶打三焦俞穴

三焦俞穴在脊柱区，第 1 腰椎棘突下，后正中线旁开 1.5 寸处。自然站立，一手握拳，以拳背捶打后背三焦俞穴。左右手交替进行，反复捶打 50~100 次。

拍打肾经，
精力充沛防衰老

《黄帝内经》中说："肾足少阴之脉，起于小趾之下……贯脊，属肾，络膀胱。其直者，从肾上贯肝膈，入肺中，循喉咙，挟舌本。"肾经是人体生命活动的"健康线"。中医认为，人体的衰老与肾脏虚弱关系紧密。如果肾经不通畅，就会出现肾虚和其他问题。拍打肾经可以保持肾气充足，延缓身体衰老。

老年智力衰退也是肾虚的一种表现。经常拍打肾经，可有效改善身体机能的老化情况。

拍打肾经，可改善男性阳痿早泄、女性月经不调等症状。

拍打肾经，可以使人精神饱满，改善易疲劳、身体虚弱等症状。

如何拍打肾经

1 取坐姿，屈膝（可以坐在瑜伽垫上），脚后跟与臀部处于同一水平位置。

2 胸腹部的肾经循行路径用同侧手掌拍打，腿部的肾经循行路径用对侧手掌拍打。

3 左右手交替进行。每次拍打8~10分钟。

! 顺着肾经走向拍打（从足部向胸腹部）为补法，适用于气虚证，如腰膝酸软、女性宫寒不孕等。

! 拍打腿部可稍用力，拍打腹部用力宜轻。

! 酉时（17:00~19:00）肾经当令，此时是拍打肾经的最佳时段。

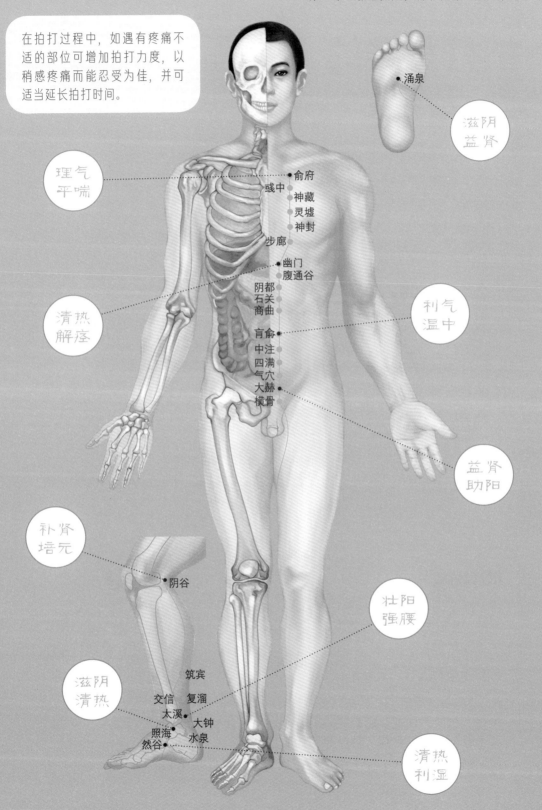

在拍打过程中，如遇有疼痛不适的部位可增加拍打力度，以稍感疼痛而能忍受为佳，并可适当延长拍打时间。

涌泉

滋阴益肾

理气平喘

俞府
彧中　神藏
灵墟
神封

步廊

幽门
腹通谷

阴都
石关
商曲

清热解痉

利气温中

肓俞
中注
四满
气穴
大赫
横骨

益肾助阳

补肾培元

阴谷

壮阳强腰

筑宾

交信　复溜
太溪　　大钟
照海　水泉
然谷

滋阴清热

清热利湿

拍打肾经的 重点穴位

扫码观看视频演示

　　肾脏最重要的功能是"藏精"。精气是人体生命活动的基本物质。如果肾经堵塞，就会造成各个脏器的功能减弱，出现手脚怕冷、精神萎靡和失眠等症状。肾经的易堵点为涌泉、然谷、照海、太溪等穴，我们平时要多拍打这些穴位。

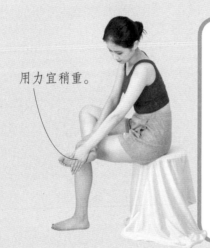

用力宜稍重。

拍打涌泉穴

涌泉穴在足底，屈足卷趾时足心凹陷最深处。取坐姿，将一侧小腿架在另一侧大腿上，用同侧手握住脚踝，用对侧手掌拍打足底涌泉穴。左右手交替进行，反复拍打50~100次。

涌泉穴有滋阴益肾、平肝息风、醒脑开窍的作用。拍打此穴可改善失眠、神经性头痛、遗尿等症状。

拍打然谷穴

然谷穴在足内侧，足舟骨粗隆下方，赤白肉际处。取坐姿，将一侧小腿架在另一侧大腿上，用同侧手握住脚踝，用对侧手掌拍打然谷穴。左右手交替进行，反复拍打50~100次。

然谷穴有益肾固泄、清心导赤的作用。拍打此穴可改善头痛、目眩、神经性头痛、遗精、小便短赤等症状。

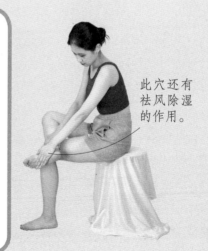

此穴还有祛风除湿的作用。

拍打照海穴

照海穴在踝区，内踝尖下 1 寸，内踝下缘边际凹陷中。取坐姿，将一侧小腿架在另一侧大腿上，用对侧手掌拍打照海穴。左右手交替进行，反复拍打 50~100 次。

照海穴有滋阴清热、调经止痛的作用。拍打此穴可改善头痛、咽喉肿痛、小便不利、月经不调等症状。

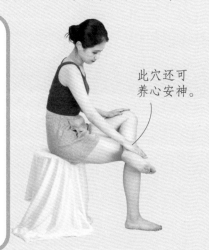

此穴还可养心安神。

拍打太溪穴

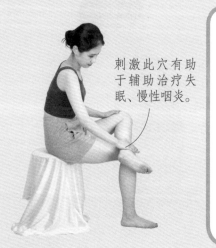

刺激此穴有助于辅助治疗失眠、慢性咽炎。

太溪穴在踝区，内踝尖与跟腱之间的凹陷中。取坐姿，将一侧小腿架在另一侧大腿上，用对侧手掌拍打太溪穴。左右手交替进行，反复拍打 50~100 次。

太溪穴有补肾调经、安神开窍、清热利湿的作用。拍打此穴可改善咽喉肿痛、耳鸣、月经不调、阳痿等症状。

拍打大钟穴

大钟穴在跟区，内踝后下方，跟骨上缘，跟腱附着部前缘凹陷中。取坐姿，将一侧小腿架在另一侧大腿上，用对侧手掌拍打大钟穴。左右手交替进行，反复拍打 50~100 次。

大钟穴有益肾平喘、调理二便的作用。拍打此穴可改善神经衰弱、头痛、小便不利、尿频、便秘等症状。

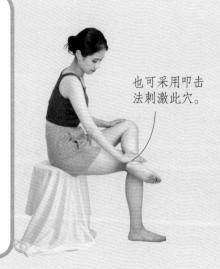

也可采用叩击法刺激此穴。

　　肾经的重要穴位还有水泉、复溜、横骨、商曲等穴。这些穴位具有活血调经、滋阴补肾、益肾助阳、消积止痛等作用，经常拍打可改善痛经、眩晕、耳鸣、遗精、食欲不振等症状。

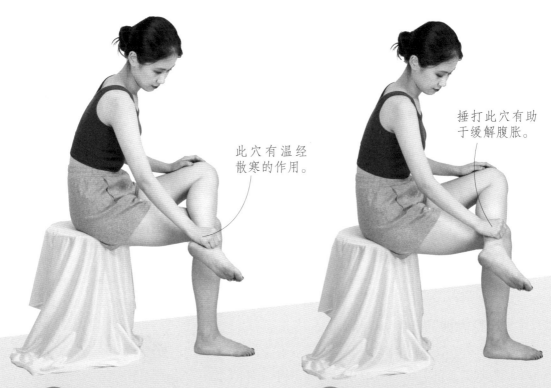

此穴有温经散寒的作用。

捶打此穴有助于缓解腹胀。

捶打水泉穴

水泉穴在跟区，太溪穴直下1寸，跟骨结节内侧凹陷中。取坐姿，将一侧小腿架在另一侧大腿上，用对侧拳面捶打水泉穴。左右手交替进行，反复捶打50~100次。

捶打复溜穴

复溜穴在小腿内侧，内踝尖上2寸，跟腱的前缘。取坐姿，将一侧小腿架在另一侧大腿上，用对侧拳面捶打复溜穴。左右手交替进行，反复捶打50~100次。

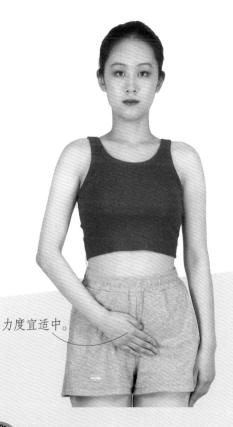

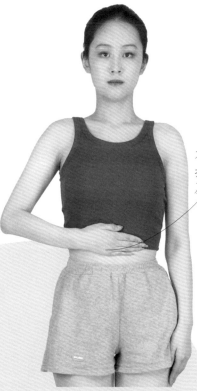

不宜用力拍打，以免伤及内脏。

力度宜适中。

 拍打横骨穴

横骨穴在下腹部，脐中下5寸，前正中线旁开0.5寸处。自然站立，用同侧手掌拍打横骨穴。左右手交替进行，反复拍打50~100次。

拍打商曲穴

商曲穴在上腹部，脐中上2寸，前正中线旁开0.5寸处。自然站立，用同侧手掌拍打商曲穴。左右手交替进行，反复拍打50~100次。

拍打心包经，
帮你远离坏情绪

《黄帝内经》中说："心主手厥阴心包络之脉，起于胸中，出属心包络。"中医认为，"心不受邪，心包代之"。由此可见，心包经是守护心脏的"卫兵"。从这个角度而言，心包经通畅是心脏健康的基础之一。另外，中医还认为"心在志为喜"。心包经通畅，情绪才能愉悦良好。因此，疏通心包经，有助于我们远离坏情绪。

若心包经堵塞，则人容易抑郁、忧虑。拍打疏通心包经，可以有效排解负面情绪，让心情愉悦起来。

拍打心包经，有助于保护心脏功能，预防心血管相关疾病的发生。

拍打心包经，可缓解压力，从而改善失眠问题，提高睡眠质量。

如何拍打心包经

1 取坐姿或站姿，手臂自然伸直，掌心向上，手指微屈。

2 另一手握拳，沿心包经循行部位反复捶打。

3 左右手交替进行，反复捶打8~10分钟。

! 从胸部经腋下向手指方向拍打为补，适合于心悸气短、易受惊吓之气虚证者。

! 从手指向上经腋下到胸部方向拍打为泻，适合于胸痛、喘息气粗等气实证者。

! 戌时（19:00~21:00）心包经当令，此时是拍打心包经的最佳时段。

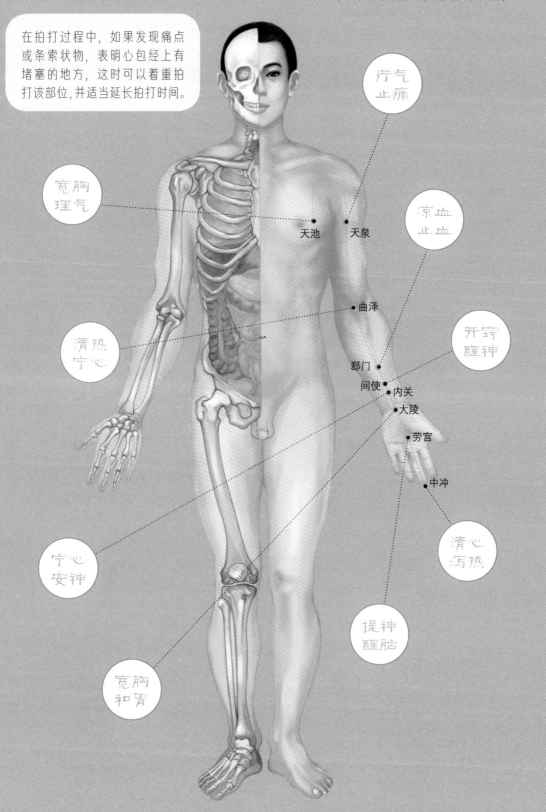

在拍打过程中，如果发现痛点或条索状物，表明心包经上有堵塞的地方，这时可以着重拍打该部位，并适当延长拍打时间。

行气
止痛

宽胸
理气

凉血
止血

天池　天泉

曲泽

清热
宁心

开窍
醒神

郄门

间使　内关

大陵

劳宫

中冲

宁心
安神

清心
泻热

提神
醒脑

宽胸
和胃

拍打心包经的
重点穴位

扫码观看视频演示

心包经有清心泻热、开窍醒神、宽胸和胃的作用。如果心包经堵塞，内心的气机得不到疏解，郁火郁气就会聚集在胸口，出现胸闷心烦、脾气急躁等情况。心包经的易堵点为天池、天泉、郄门、内关、劳宫等穴，所以我们平时要多拍打这些穴位。

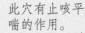

此穴有止咳平喘的作用。

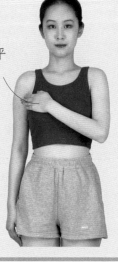

拍打天池穴

天池穴在胸部，第4肋间隙，前正中线旁开5寸处。自然站立，以对侧手拍打一侧天池穴。左右手交替进行，每侧拍打50~100次。

天池穴有宽胸理气、养心安神的作用。拍打此穴可改善胸闷、气喘、腋肿等症状。

拍打天泉穴

天泉穴在臂前区，腋前纹头下2寸，肱二头肌的长、短头之间。自然站立，一臂自然下垂，以对侧手拍打天泉穴。左右手交替进行，每侧拍打50~100次。

天泉穴有宽胸理气、行气止痛的作用。拍打此穴可改善心悸、胸闷、上臂拘挛疼痛、肋间神经痛等症状。

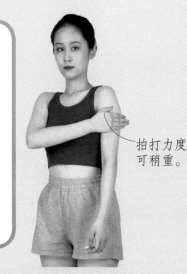

拍打力度可稍重。

拍打郄门穴

郄门穴在前臂前区，腕掌侧远端横纹上5寸，掌长肌腱与桡侧腕屈肌腱之间。一臂自然下垂，微微前倾，掌心朝前，用对侧手掌拍打一侧郄门穴。左右手交替进行，每侧拍打50~100次。

郄门穴有清心理气、宽胸止咳、凉血止血的作用。拍打此穴可改善急性心绞痛、咯血、呕血等症状。

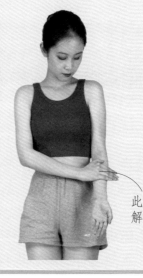

此穴可缓解心悸。

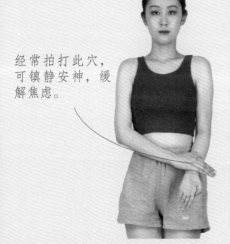

经常拍打此穴，可镇静安神，缓解焦虑。

拍打内关穴

内关穴在前臂前区，腕掌侧远端横纹上2寸，掌长肌腱与桡侧腕屈肌腱之间。自然站立，曲肘抬臂，掌心朝上，用对侧手掌拍打一侧内关穴。左右手交替进行，每侧拍打50~100次。

内关穴有宽胸理气、宁心安神的作用。拍打此穴可改善胸闷、眩晕、呕吐、偏头痛、肘臂挛痛等症状。

拍打劳宫穴

劳宫穴在掌区，横平第3掌指关节近端，第2、3掌骨之间偏于第3掌骨。自然站立，曲肘抬臂，掌心朝上，用对侧手掌拍打一侧劳宫穴。左右手交替进行，每侧拍打50~100次。

劳宫穴有散热燥湿、提神醒脑、清心安神的作用。拍打此穴可改善中暑、心痛、口疮、鹅掌风等病症。

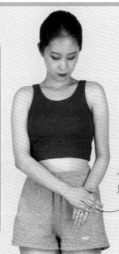

也可用叩击法刺激此穴。

拍打三焦经，
促进身体代谢

《黄帝内经》中说："手少阳之正，指天，别于巅，入缺盆，下走三焦，散于胸中也。"三焦是六腑中最大的腑，为元气、水谷、水液运行之所，保持三焦经通畅具有非常重要的意义。三焦主气，它既是人体元气运行的通道，也是体内废物的出口。只有三焦经打通了，三焦的功能强大了，元气才能运行顺畅，废物才能及时排出去。

有郁结之气、情绪不稳定者，可以通过拍打三焦经来进行调节。

三焦经绕耳朵转了大半圈，经常拍打三焦经，耳聋、耳鸣、耳痛等症状都可以得到改善。

经常拍打三焦经，还可缓解肩臂酸痛，对网球肘、腱鞘炎也有很好的辅助治疗效果。

如何拍打三焦经

1 取站姿或坐姿，一手臂弯曲，掌心向着头面部。

2 另一手掌沿三焦经循行路径进行拍打。

3 左右手交替进行，反复拍打8~10分钟。

! 从手指向头面方向拍打为补，可针对耳有蝉鸣等虚证；反之为泻，可针对耳中轰隆等实证。

! 对三焦经循行的头面部，可用食指、中指、无名指、小指指腹叩击，以叩击部位发热为度。

! 亥时（21:00~23:00）三焦经当令，此时是拍打三焦经的最佳时段。

在拍打过程中，如遇有疼痛不适的部位可增加拍打力度，并适当延长拍打时间。

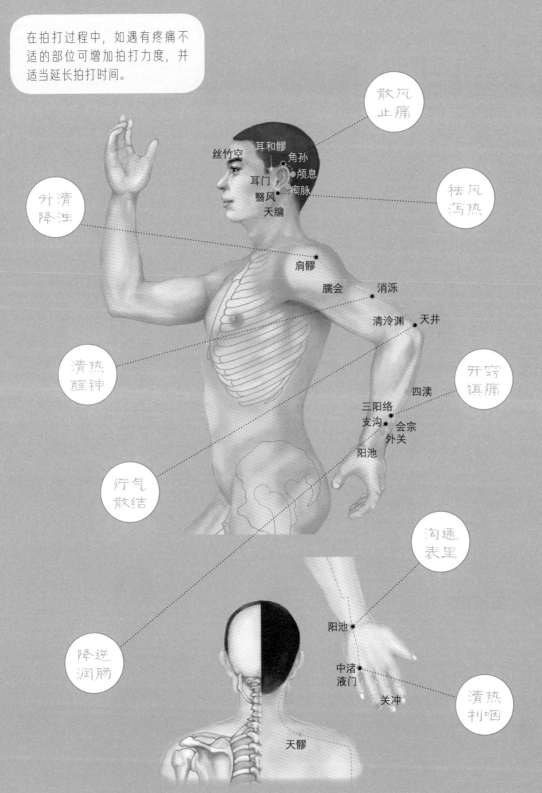

散风
止痛

祛风
泻热

升清
降浊

清热
醒神

开窍
镇痛

行气
散结

沟通
表里

降逆
润肠

清热
利咽

丝竹空
耳和髎
角孙
颅息
耳门
瘈脉
翳风
天牖

肩髎

臑会　消泺

清冷渊　天井

四渎
三阳络
支沟　会宗
外关
阳池

阳池

中渚
液门
关冲

天髎

拍打三焦经的重点穴位

扫码观看视频演示

　　三焦经主要负责五脏六腑的水液运化，是人体之气升降出入的通道。如果三焦经堵塞，就会出现耳鸣、耳聋、肩背痛、肘臂痛、多汗燥热、消化不良等症状。三焦经的易堵点为四渎、消泺、角孙、翳风等穴，我们平时要经常拍打这些穴位。

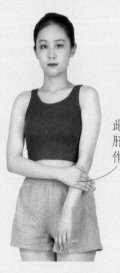

此穴有清肝泻火的作用。

拍打四渎穴

四渎穴在前臂后区，肘尖穴下 5 寸，尺骨与桡骨间隙中点。用对侧手掌拍打四渎穴。左右手交替进行，每侧拍打 50~100 次。

四渎穴有祛湿降浊、开窍利咽的作用。拍打此穴可改善牙龈肿痛、咽喉疼痛、耳聋耳鸣、上肢麻痹、神经衰弱等症状。

拍打消泺穴

消泺穴在臂后区，肘尖穴与肩峰角连线上，肘尖穴上 5 寸处。一臂下垂，微微前倾，用对侧手掌拍打消泺穴。左右手交替进行，每侧拍打 50~100 次。

消泺穴有清热醒神、安定神志的作用。拍打此穴可改善上肢疼痛麻木、头痛、牙痛等症状。

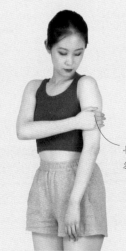

也可用对侧拳心捶打。

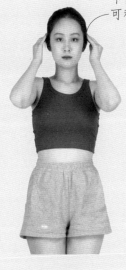

叩击力度
可稍重。

叩击角孙穴

角孙穴在头部，耳尖正对发际处。自然站立，以同侧手四指（拇指除外）指腹叩击角孙穴。反复叩击 50~100 次。

角孙穴有散风止痛、明目退翳的作用。经常刺激可改善头痛、齿痛、目赤肿痛、目翳等症状。

也可用点击法，
以同侧中指指
腹点击穴位。

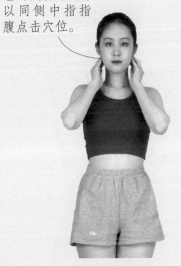

叩击翳风穴

翳风穴在颈部，耳垂后方，乳突下端前方凹陷中。自然站立，以同侧手四指（拇指除外）指腹叩击翳风穴。反复叩击 50~100 次。

翳风穴有祛风活络、聪耳、消肿等作用。拍打此穴可改善耳鸣、耳聋、口眼歪斜、颊肿等症状。

拍打支沟穴

支沟穴在前臂后区，腕背侧远端横纹上 3 寸，尺骨与桡骨间隙中点。曲肘抬臂，掌心向下，用对侧手掌拍打支沟穴。左右手交替进行，每侧拍打 50~100 次。

支沟穴有调理气机、降逆润肠的作用。拍打此穴可改善耳鸣、耳聋、呃逆、呕吐、便秘等症状。

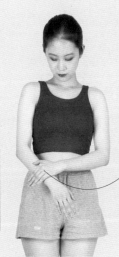

此穴有疏肝
理气的作用。

　　三焦经的重要穴位还有肩髎、天井、阳池、中渚等穴。这些穴位具有升清降浊、行气散结、沟通表里、清热利咽等作用，经常拍打可改善胸胁疼痛、目赤肿痛、咽喉肿痛等症状。

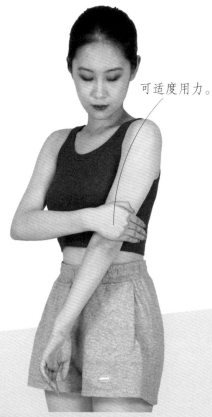

也可取坐姿，以对侧四指指腹叩击。

可适度用力。

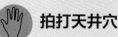 拍打肩髎穴

肩髎穴在三角肌区，肩峰角与肱骨大结节两骨间凹陷中。自然站立，以对侧手掌拍打肩髎穴。左右手交替进行，每侧拍打 50~100 次。

拍打天井穴

天井穴在肘后区，肘尖穴上 1 寸凹陷中。自然站立，一臂下垂，掌心向外。以对侧手掌拍打天井穴。左右手交替进行，每侧拍打 50~100 次。

此穴有清热消肿的作用。

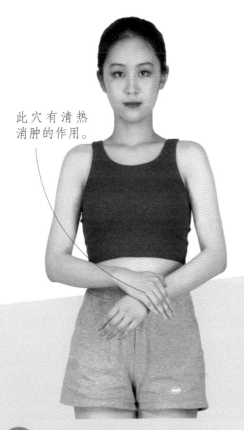

也可用叩击法刺激此穴。

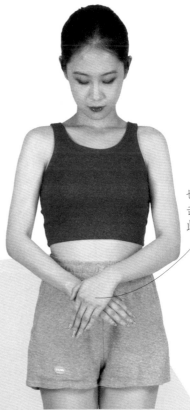

 拍打阳池穴

阳池穴在腕后区，腕背侧远端横纹上，指伸肌腱的尺侧缘凹陷中。自然站立，一臂曲肘向前，掌心向下。以对侧手掌拍打阳池穴。左右手交替进行，每侧拍打 50~100 次。

拍打中渚穴

中渚穴在手背，第 4、5 掌骨间，第 4 掌指关节近端凹陷中。自然站立，一臂曲肘向前，掌心向下。以对侧手掌拍打中渚穴。左右手交替进行，每侧拍打 50~100 次。

拍打胆经，
升阳气、扶正气

《黄帝内经素问集注》中说："胆主甲子，为五运六气之首。胆气升则十一脏腑之气皆升。"由此可见，胆经主一身的气机运行。但胆经很娇气，容易堵塞，尤其在遇到外寒时，容易淤滞不通。一旦胆经运行不畅，身体的代谢能力就会下降，则全身气血都会受到影响。因此，经常拍打疏通胆经，可使人体正气充盈，精力旺盛。

胆与人的情志相关，拍打胆经可以有效改善心情，疏解肝脏的郁结。

胆经淤滞常会导致耳聋、耳鸣的发生，拍打胆经可以有效改善这类症状。

拍打胆经，有利于提高机体对营养物质的吸收利用。

如何拍打胆经

1 取坐姿，屈膝（可以坐在瑜伽垫上），脚后跟与臀部在同一水平位。

2 胸腹部两侧胆经循行部位用对侧手掌拍打，腿部两侧胆经循行部位用同侧手掌拍打，头颈部胆经循行部位用同侧四指（拇指除外）指腹叩击。

3 左右手交替进行，反复拍打刺激8~10分钟。

! 从头部向足部的方向拍打为补法，反之为泻法。补法适用于胆气虚证，如夜间睡觉易惊醒等；泻法适用于胆气不利诸症，如口苦、泛吐酸水等。

! 子时（23:00~1:00）胆经当令。此时保证良好的深度睡眠，有利于肝脏和胆囊的健康。

! 虽然子时是胆经活跃的时段，但此时段入睡是对胆经最好的保养。可以选择在胆经的同名经——三焦经当令的亥时（21:00~23:00）拍打胆经和三焦经。

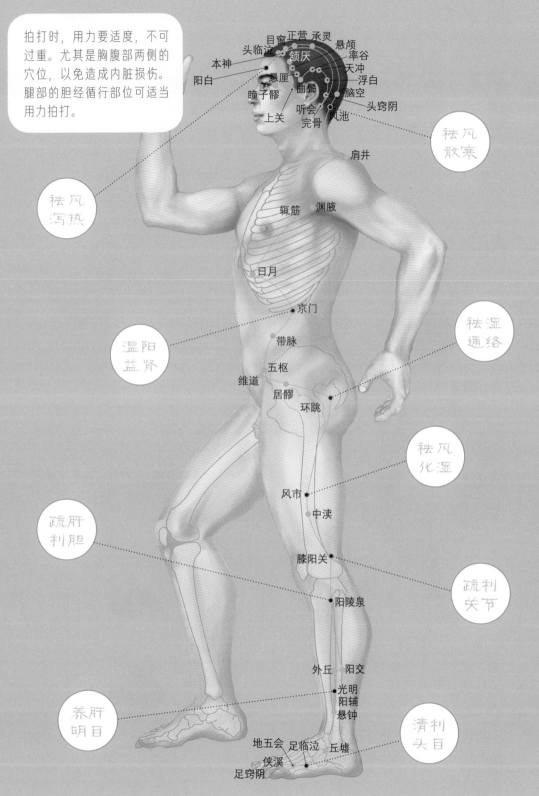

拍打时，用力要适度，不可过重。尤其是胸腹部两侧的穴位，以免造成内脏损伤。腿部的胆经循行部位可适当用力拍打。

目窗 正营 承灵
头临泣   悬颅
额厌   率谷
本神   天冲
阳白 悬厘   浮白
瞳子髎 曲鬓   脑空
上关   头窍阴
听会
完骨 风池

祛风散寒

肩井

辄筋 渊腋

祛风泻热

日月

京门

祛湿通络

带脉

温阳益肾

五枢

维道

居髎

环跳

祛风化湿

风市

中渎

疏肝利胆

膝阳关

疏利关节

阳陵泉

外丘 阳交

光明
阳辅
悬钟

养肝明目

地五会 足临泣 丘墟

清利头目

侠溪

足窍阴

拍打胆经的重点穴位

扫码观看视频演示

　　胆经主少阳春升之气，五脏六腑的阳气都从胆经开始。如果胆经堵塞，气机郁滞，就会出现颈部、肩部、髋部酸软无力，两胁闷胀，口苦咽干，烦躁失眠等症状。胆经的易堵点为肩井、环跳、风市、悬钟、足临泣等穴，所以我们平时要重点拍打这些穴位。

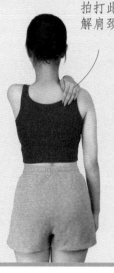

拍打此穴可缓解肩颈疼痛。

拍打肩井穴

肩井穴在肩胛区，第 7 颈椎棘突与肩峰最外侧点连线的中点。自然站立，用对侧手掌拍打一侧肩井穴。左右手交替进行，每侧拍打 50~100 次。

肩井穴有祛风清热、通经理气、豁痰开郁等作用。拍打此穴可改善头项强痛、肩背疼痛等症状。

捶打环跳穴

环跳穴在臀区，股骨大转子最凸点与骶管裂孔连线上的外 1/3 与内 2/3 交点处。自然站立，用拳心同时捶打同侧环跳穴。反复捶打 50~100 次。

环跳穴有祛风湿、利腰腿、通经络等作用。经常捶打可改善腰腿疼痛、下肢痿痹、半身不遂等症状。

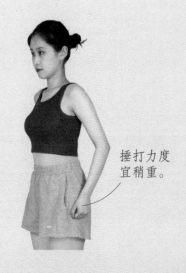

捶打力度宜稍重。

拍打风市穴

风市穴在股部，直立垂手，掌心贴于大腿时，中指指尖所指凹陷中，髂胫束后缘。取坐姿，用同侧手掌同时拍打风市穴。反复拍打50~100次。

风市穴有祛风化湿、疏通经络的作用。拍打此穴可改善遍身瘙痒、下肢痿痹、半身不遂、膝痛等症状。

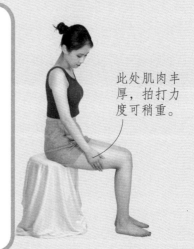

此处肌肉丰厚，拍打力度可稍重。

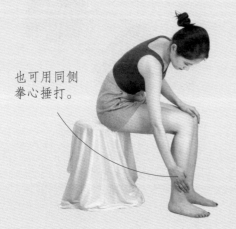

也可用同侧拳心捶打。

拍打悬钟穴

悬钟穴在小腿外侧，外踝尖上3寸，腓骨前缘。取坐姿，屈膝弯腰，用同侧手掌拍打悬钟穴。左右手交替进行，每侧拍打50~100次，也可双侧同时拍打。

悬钟穴有舒筋活络、疏肝益肾的作用。拍打此穴可改善腰肌劳损、膝关节疼痛、咳嗽气喘、咽喉肿痛等症状。

拍打足临泣穴

足临泣穴在足背，第4、5跖骨底结合部的前方，第5趾长伸肌腱外侧凹陷中。取坐姿，一侧大腿架在另一侧大腿上，弯腰跷足，用同侧手掌拍打足临泣穴。左右手交替进行，每侧拍打50~100次。

足临泣穴有清利头目、祛风泻火的作用。拍打此穴可改善偏头痛、胁肋部疼痛、月经不调等症状。

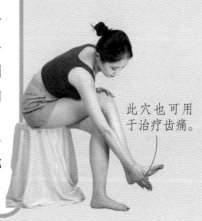

此穴也可用于治疗齿痛。

　　胆经的重要穴位还有阳陵泉、光明、丘墟、瞳子髎等穴。这些穴位具有疏肝利胆、养肝明目、舒筋活络、平肝息风等作用。拍打这些穴位可改善两胁胀满、头晕目眩、胁肋疼痛、下肢屈伸不利、迎风流泪等症状。

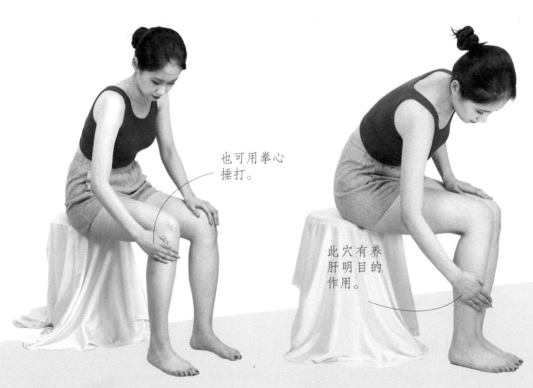

也可用拳心捶打。

此穴有养肝明目的作用。

 拍打阳陵泉穴

阳陵泉穴在小腿外侧，腓骨头前下方凹陷中。取坐姿，用同侧手掌拍打阳陵泉穴。左右手交替进行，每侧拍打50~100次，也可双侧同时拍打。

 拍打光明穴

光明穴在小腿外侧，外踝尖上5寸，腓骨前缘。取坐姿，屈膝弯腰，用同侧手掌拍打光明穴。左右手交替进行，每侧拍打50~100次，也可双侧同时拍打。

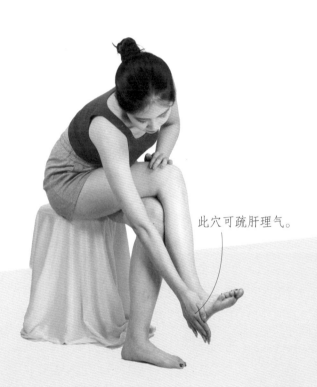

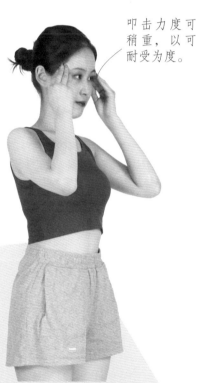

温馨提示

瞳子髎穴有疏风散热、明目退翳的作用。拍打此穴可改善头痛、目赤肿痛、目翳等症状。

叩击力度可稍重，以可耐受为度。

此穴可疏肝理气。

 拍打丘墟穴

丘墟穴在踝区，外踝的前下方，趾长伸肌腱的外侧凹陷中。取坐姿，一侧大腿架在另一侧大腿上，弯腰跷足，用同侧手掌拍打丘墟穴。左右手交替进行，每侧拍打50~100次。

叩击瞳子髎穴

瞳子髎穴在面部，目外眦外侧0.5寸凹陷中。自然站立，双手四指（除大拇指外）并拢，用四指指腹同时叩击左右瞳子髎穴。重复叩击50~100次。

拍打肝经,
调养情志心情好

《黄帝内经》中说:"肝者,罢极之本,魂之居也。"这句话的意思是说,肝是人体耐力和精神的根本。一个人如果过度劳累,首先受损的一定是他的肝脏。经常拍打保养肝经,可以调养情志,有利于保持心情愉悦。

经常拍打肝经,可使人体气血循行更加通畅,减少瘀血、出血性疾病的发生。

经常拍打肝经,可以调节生殖功能和女性月经周期等,对身体有较多好处。

中医认为"肝开窍于目",经常拍打肝经,不仅可以养肝,还能保护视力。

如何拍打肝经

1 取坐姿,屈膝(可以坐在瑜伽垫上),脚后跟与臀部在同一水平位。

2 胸腹部肝经循行部位用对侧手掌拍打,腿部肝经循行部位用同侧手掌拍打。

3 左右手交替进行,反复拍打 8~10 分钟。

! 顺着肝经循行方向(从足部向胸腹部)拍打为补法,适用于肝气虚证,如爱生闷气、视物不清、女性月经量少而色淡等;反之为泻法,适用于肝火旺盛者,如易发怒、目赤肿痛、女性月经量多且色暗等。

! 丑时(1:00~3:00)肝经当令。此时进入熟睡状态是对肝脏很好的呵护。

! 我们可以选择在肝经的同名经——心包经当令的戌时(19:00~21:00)拍打肝经和心包经。

在拍打过程中，如遇到痛点或不适部位，表明此为肝经堵塞点，可重点拍打，并适当延长拍打时间。

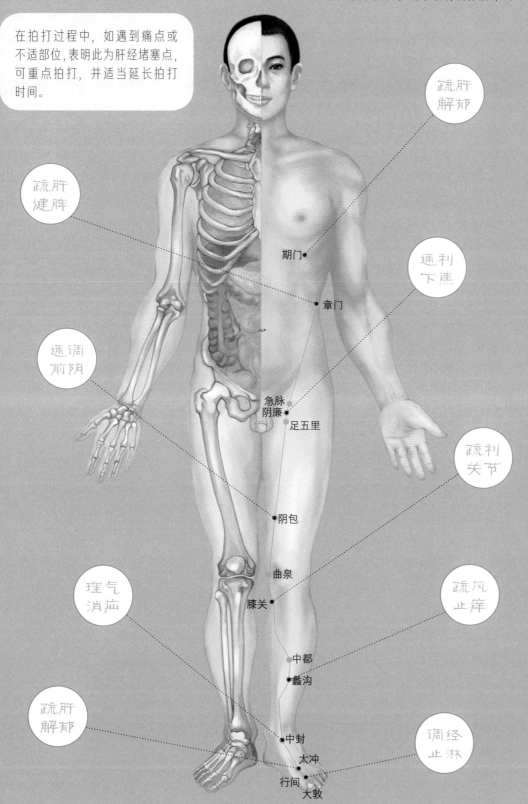

疏肝解郁

疏肝健脾

通利下焦

通调前阴

疏利关节

理气消疝

疏风止痒

疏肝解郁

调经止淋

期门

章门

急脉
阴廉
足五里

阴包

曲泉

膝关

中都
蠡沟

中封
太冲
行间
大敦

拍打肝经的重点穴位

扫码观看视频演示

　　肝经具有疏通血液与津液循环、促进脾胃运化和胆汁分泌、调畅情志等作用。如果肝经堵塞不通，肝气上逆，上冲脑窍，就会出现血压升高、头晕、头痛，甚至脑卒中等严重情况。肝经的易堵塞穴位为期门、阴廉、阴包、太冲、中封等穴，所以我们平时要经常拍打这些穴位。

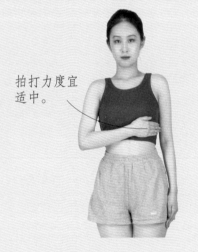

拍打力度宜适中。

拍打期门穴

期门穴在胸部，第 6 肋间隙，前正中线旁开 4 寸处。自然站立，用对侧手掌拍打一侧期门穴。左右手交替进行，每侧拍打50~100 次。

期门穴有疏肝理气、和胃降逆、解郁通乳的作用。拍打此穴可改善胸胁胀痛、呕吐、呃逆、腹胀、泄泻、胸中热、喘咳等症状。

拍打阴廉穴

阴廉穴在股前区，气冲穴直下 2 寸处。自然站立，用双手掌同时拍打同侧阴廉穴。重复拍打 50~100 次。

阴廉穴有调经止带、通利下焦的作用。拍打此穴可改善女性月经不调、白带增多、阴部瘙痒等症状。

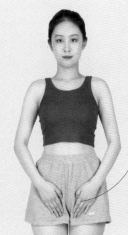

此穴属八虚区域，可用力拍打。

拍打阴包穴

阴包穴在股前区，髌底上 4 寸，股薄肌与缝匠肌之间。取坐姿，用同侧手掌拍打阴包穴。左右手交替进行，每侧拍打 50~100 次，也可双侧同时拍打。

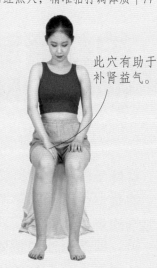

此穴有助于补肾益气。

阴包穴有通调前阴、益肾健腰的作用。拍打此穴可改善月经不调、小便不利、遗尿、腰骶痛、腹痛等症状。

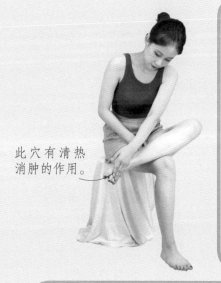

此穴有清热消肿的作用。

拍打太冲穴

太冲穴在足背，第 1、2 跖骨间，跖骨底结合部前方凹陷中，或触及动脉搏动。取坐姿，将一侧小腿架在另一侧大腿上，弯腰跷足，用同侧手掌拍打太冲穴。左右手交替进行，每侧拍打 50~100 次。

太冲穴有疏肝解郁、镇静安神、清心除烦等作用。拍打此穴可改善烦躁、抑郁、失眠、头晕、视物昏花等症状。

拍打中封穴

中封穴在踝区，内踝前，胫骨前肌腱的内侧缘凹陷中。取坐姿，将一侧小腿架在另一侧大腿上，弯腰跷足，用同侧手拍打中封穴。左右手交替进行，每侧拍打 50~100 次。

中封穴有疏肝健脾、理气消疝等作用。拍打此穴可改善小便不利、疝气等症状。

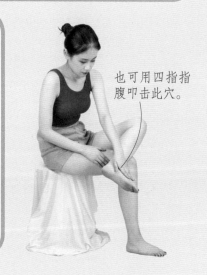

也可用四指指腹叩击此穴。

拍打督脉，
调理阴阳平衡

督脉主气，为阳脉之海。督脉能否运行通畅，影响着人体阳气的盛衰。如果督脉发生了痹阻，即使再注意保暖，也无法从根本上让人体的阳气充盈、气血旺盛，也就无法保证五脏六腑的功能正常。人体的心、肝、脾、肺、肾、小肠等脏器在督脉上都有反射区。所以经常拍打督脉，可调整五脏六腑的阴阳平衡。

拍打督脉，有助于改善肺部隐痛和颈部酸痛的现象。

拍打督脉，可改善颈椎、腰椎、胸椎等脊柱问题。

拍打督脉，可改善阳虚导致的腰膝酸软，以及头部髓海空虚引起的头痛、耳鸣等症状。

如何拍打督脉

❶ 自然站立。头颈部督脉循行部位，用手掌拍打；臀部督脉循行部位，用拳眼捶打。

❷ 颈部以下及腰椎以上部位，用保健槌敲打；面部督脉循行部位，用四指（拇指除外）指腹叩击。

❸ 左右手交替进行。每次拍打刺激8~10分钟。

❗ 从尾椎向上拍打为补法，适用于阳气亏虚的情况，如怕冷、手足冰凉等；反之为泻法，适用于阳气过盛的情况，如身热烦躁、多动等。

❗ 使用保健槌敲打时，力量宜轻柔，不可使用蛮力。

在拍打过程中，如果发现痛点或条索状物，表明督脉上有堵塞的地方，这时可以着重拍打该部位，并适当延长拍打时间。

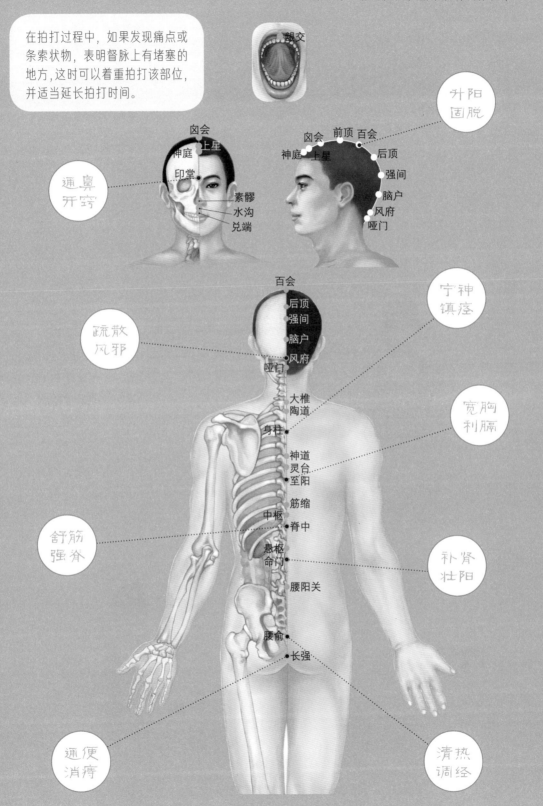

龈交

升阳固脱

囟会
上星
神庭
印堂

囟会 前顶 百会
神庭 上星
后顶
强间
脑户
风府
哑门

素髎
水沟
兑端

通鼻开窍

百会
后顶
强间
脑户
风府
哑门
大椎
陶道
身柱
神道
灵台
至阳
筋缩
中枢
脊中
悬枢
命门
腰阳关
腰俞
长强

宁神镇痉

疏散风邪

宽胸利膈

舒筋强脊

补肾壮阳

通便消痔

清热调经

拍打督脉的
重点穴位

扫码观看视频演示

　　督脉总督一身之阳气。如果督脉堵塞，就会出现头晕头痛、腰部强直、失眠烦躁、手脚冰凉等症状。督脉的易堵塞点为哑门、大椎、灵台、命门、长强等穴，所以我们平时要重点拍打这些穴位。

此穴可清头利脑。

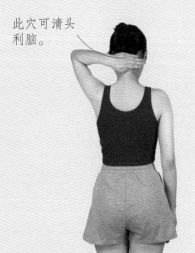

拍打哑门穴

哑门穴在颈后区，第 2 颈椎棘突上际凹陷中，后正中线上。自然站立，用手掌拍打哑门穴。左右手交替进行，反复拍打50~100 次。

哑门穴有利音开窍、息风通络的作用。拍打此穴可改善舌强不语、吞咽困难、头晕头痛等症状。

拍打大椎穴

大椎穴在脊柱区，第 7 颈椎棘突下凹陷中，后正中线上。自然站立，用手掌拍打大椎穴。左右手交替进行，反复拍打 50~100 次。

大椎穴有清热解表、清脑宁神、截疟止痛等作用。拍打此穴可改善咳嗽喘逆、骨蒸潮热、中暑呕吐等症状。

也可用拳心捶打此穴。

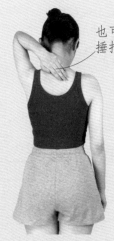

敲打灵台穴

灵台穴在脊柱区，第6胸椎棘突下凹陷中，后正中线上。自然站立，用擀面杖或保健槌等工具敲打灵台穴。反复敲打50~100次。

灵台穴有清热化湿、止咳定喘、益气补阳的作用。敲打此穴可改善肩背疼痛、咳嗽气喘、咽喉肿痛、心慌气短、心悸失眠等症状。

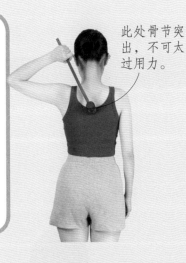

此处骨节突出，不可太过用力。

捶打命门穴

命门穴在脊柱区，第2腰椎棘突下凹陷中，后正中线上。自然站立，一手握拳，用拳背捶打命门穴。反复捶打50~100次。

命门穴有温阳益气、壮腰强肾的作用。经常捶打可改善头疼头晕，腰酸疲软，男性遗精、阳痿、早泄，女性带下、月经不调等症状。

力度宜适中。

捶打长强穴

长强穴在会阴区，尾骨下方，尾骨端与肛门连线的中点处。自然站立，用拳面和拳背之间的指骨节捶打长强穴。左右手交替进行，反复捶打50~100次。

长强穴有益气升阳、解痉止痛的作用。经常捶打可改善痢疾、腹泻、便血、便秘、脱肛、腰脊疼痛、尾骶部疼痛等症状。

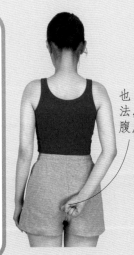

也可用点击法，以中指指腹点击此穴。

督脉的重要穴位还有身柱、风府、百会、水沟等穴。这些穴位具有宣肺止咳、疏散风邪、升阳固脱、醒脑开窍等作用。经常拍打可改善咳嗽、哮喘、颈项强直、脱肛、子宫脱垂、神志不清等症状。

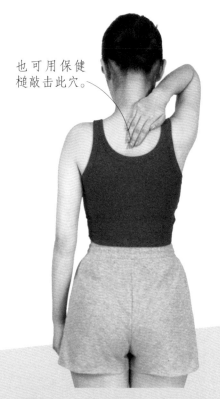

也可用保健槌敲击此穴。

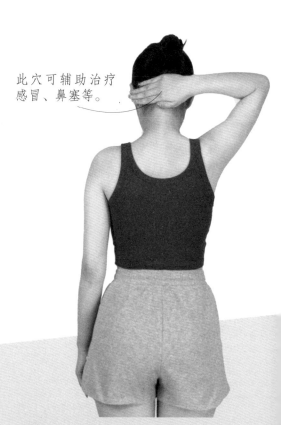

此穴可辅助治疗感冒、鼻塞等。

 拍打身柱穴

身柱穴在脊柱区，第3胸椎棘突下凹陷中，后正中线上。自然站立，一手绕过头颈，以手指尖拍打身柱穴。反复拍打50~100次。

 拍打风府穴

风府穴在颈后区，枕外隆凸直下，两侧斜方肌之间凹陷中。自然站立，一手绕过头颈，以手掌拍打风府穴。左右手交替进行，反复拍打50~100次。

温馨提示

水沟穴有清热开窍的作用，经常拍打可改善面瘫、三叉神经痛等症状。

工作疲劳时可轻轻拍打。

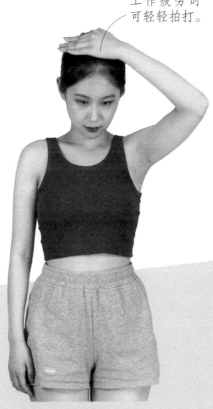

叩击频率可稍快。

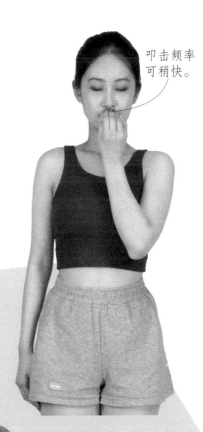

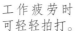 **拍打百会穴**

百会穴在头部，前发际正中直上5寸处。自然站立，以手掌拍打百会穴。反复拍打50~100次。

叩击水沟穴

水沟穴在面部，人中沟的上1/3与中1/3交点处。自然站立，双目微闭，以一手四指（拇指除外）指腹叩击水沟穴。反复叩击50~100次。

拍打任脉，
调理阴经气色好

任脉总任一身阴经，与全身所有阴经相连，凡精血、津液均为任脉所司，故被称为"阴脉之海"。任脉不通，就会导致五脏功能下降。任脉虚衰、气血不足还会影响女性月经和生殖功能，出现月经不调、闭经、不孕等问题。经常拍打任脉可激发女性五脏的气血，使面部保持红润光洁。

拍打任脉，可改善女性面部色斑多、眼袋重、皱纹多等问题。

拍打任脉，可改善男性肝郁气滞、睾丸胀痛、疝气等问题。

拍打任脉，有助于促进胃肠蠕动，对治疗胃肠疾病有很好的效果。

如何拍打任脉

1 自然站立。下颌和颈部任脉循行部位，可用食指或中指弹击。

2 颈部以下部位，可用手掌拍打或拳心捶打。

3 左右手交替进行。每次操作8~10分钟。

! 弹击下颌及颈部，力量宜适中；拍打胸部，力量可稍重；拍打腹部，用力宜轻。

! 从下腹向上拍打为补法，反之为泻法。

在拍打过程中，如果发现痛点或
条索状物，表明任脉上有堵塞的
地方，这时可以着重拍打该部位，
并适当延长拍打时间。

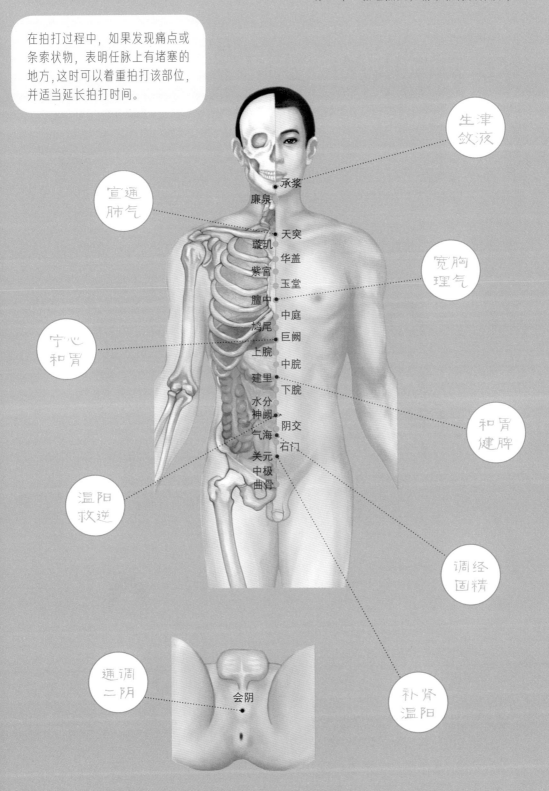

生津
敛液

宣通
肺气

宽胸
理气

宁心
和胃

和胃
健脾

温阳
救逆

调经
固精

通调
二阴

补肾
温阳

承浆
廉泉
天突
璇玑
华盖
紫宫
玉堂
膻中
中庭
鸠尾
巨阙
上脘
中脘
建里
下脘
水分
神阙
阴交
气海
石门
关元
中极
曲骨

会阴

拍打任脉的重点穴位

扫码观看视频演示

　　任脉有调节全身阴经气血的作用。如果任脉堵塞不通，就会出现女子月经不调、胎动不安、小腹坠胀，男子睾丸胀痛、头晕目花等症状。任脉的易堵点为中脘、膻中、神阙、气海、关元等穴，我们平时要经常拍打这些穴位。

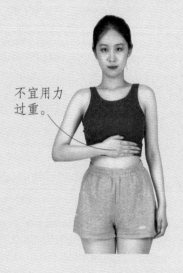

不宜用力过重。

拍打中脘穴

中脘穴在上腹部，脐中上 4 寸，前正中线上。自然站立，用手掌拍打中脘穴。反复拍打 50~100 次。

中脘穴有和胃健脾、通调腑气的作用。拍打此穴可改善胃脘痛、腹胀、呕吐、不思饮食、泄泻、便秘、黄疸等症状。

拍打膻中穴

膻中穴在胸部，横平第 4 肋间隙，前正中线上。自然站立，用手掌拍打膻中穴。反复拍打 50~100 次。

膻中穴有理气止痛、行气解郁、降逆止呕的作用。拍打此穴可改善咳嗽气喘、心痛心悸、产后少乳、乳痈乳癖、呕吐呃逆等症状。

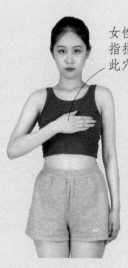

女性可用四指指腹叩击此穴。

拍打神阙穴

神阙穴在脐区，脐中央。自然站立，用手掌轻拍神阙穴。左右手交替进行，反复拍打 50~100 次。

神阙穴有健脾和胃、温阳固脱、培元固本的作用。拍打此穴可改善腹泻、腹痛、脱肛、小便不利、虚脱等症状。

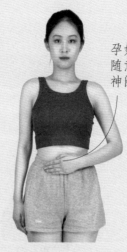

孕妇不可随意拍打神阙穴。

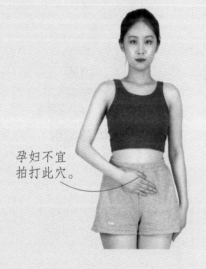

孕妇不宜拍打此穴。

拍打气海穴

气海穴在下腹部，脐中下 1.5 寸，前正中线上。自然站立，用手掌轻轻拍打气海穴。左右手交替进行，反复拍打 50~100 次。

气海穴有补肾固精、调理气血、扶正祛邪的作用。拍打此穴可改善虚脱乏力、月经不调、痛经闭经、阳痿遗精、小便频数、腹痛腹泻等症状。

拍打关元穴

关元穴在下腹部,脐中下 3 寸,前正中线上。自然站立，用手掌轻轻拍打关元穴。左右手交替进行，反复拍打 50~100 次。

关元穴有培补元气、导赤通淋等作用。拍打此穴可改善虚劳冷惫、腹泻、便血、月经不调、痛经、崩漏带下等症状。

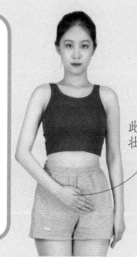

此穴有温肾壮阳的作用。

　　任脉的重要穴位还有建里、巨阙、天突、承浆等穴。这些穴位具有和胃健脾、调经止痛、宣通肺气、生津敛液等作用，经常拍打可改善胃脘痛、胃下垂、膈肌痉挛、支气管哮喘、消渴嗜饮等症状。

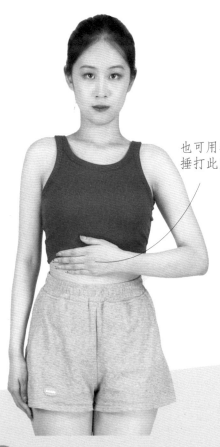

也可用拳心捶打此穴。

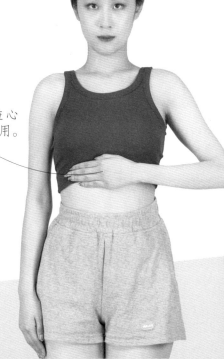

此穴有益心安神的作用。

 拍打建里穴

建里穴在上腹部，脐中上3寸，前正中线上。自然站立，用手掌拍打建里穴。左右手交替进行，反复拍打50~100次。

 拍打巨阙穴

巨阙穴在上腹部，脐中上6寸，前正中线上。自然站立，用手掌拍打巨阙穴。左右手交替进行，反复拍打50~100次。

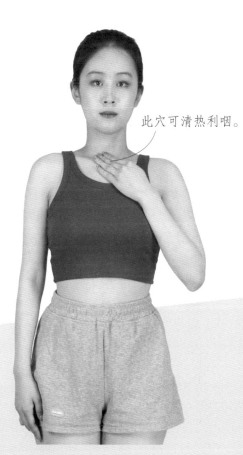

此穴可清热利咽。

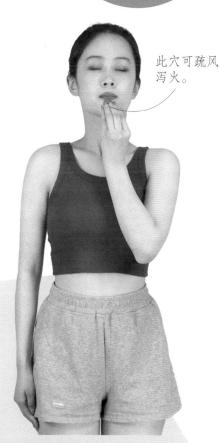

此穴可疏风泻火。

拍打天突穴

天突穴在颈前区，胸骨上窝中央，前正中线上。自然站立，一手四指（拇指除外）并拢，以掌指拍打天突穴。左右手交替进行，反复拍打 50~100 次。

叩击承浆穴

承浆穴在面部，颏唇沟的正中凹陷处。自然站立，一手四指（拇指除外）并拢，以四指指腹叩击承浆穴。重复叩击 50~100 次。

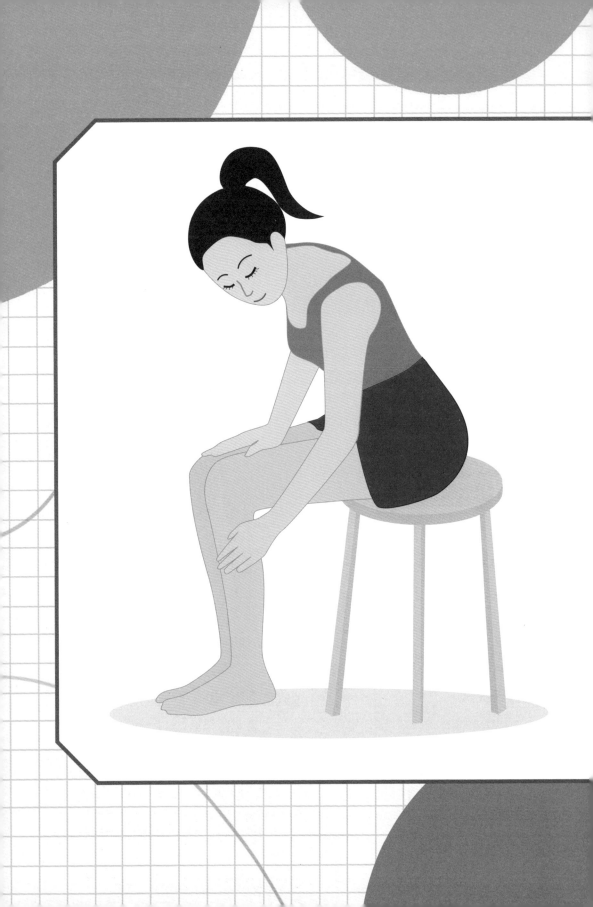

第三章

全身拍打，
从头到脚都轻松

拍打是古代按摩和导引术中比较简单的一种方法。它不仅可以促进人体气血循环，疏通经络，调节脏腑机能，而且能有效放松肌肉，缓解身体疼痛。从头到脚拍打一遍，会让你神清气爽，全身放松。

扫码观看视频演示

拍拍手，调五脏

　　十指连心，人的手掌关联着全身的脏器。拍打手掌，可以刺激手掌上的反射区，从而激活十二经脉，疏通全身的气血，并将五脏六腑中的积郁之气散发出来，从而达到祛病延年的效果。

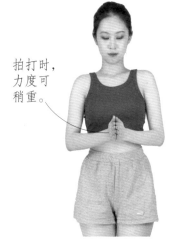

拍打时，力度可稍重。

拍打掌心

自然站立，双手掌心相对，用力相互拍打，类似鼓掌。连续拍打 50~100 次。

手掌上分布着人体的全息反射区，包含诸多穴位，快速拍打双手，可通经活络，促进气血运行，调理脏腑功能。

拍打手背

自然站立，以一手掌心拍打另一手手背。先用左手掌拍右手背 50~100 次，再用右手掌拍左手背 50~100 次。

人的手背上有大肠经、小肠经、三焦经三大经络，经常拍打手背，可以起到润肠通便、泌清别浊、通畅三焦的作用。

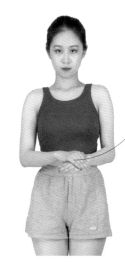

手背痛觉敏感，不可用力过猛。

拍打指尖

自然站立，两手五指自然张开，两两相对，用力相互拍打。连续拍打 50~100 次。

人的指尖末梢神经非常丰富。经常拍打可以促进全身经脉通畅，强身健体，增强手脑联系。

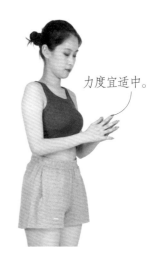

力度宜适中。

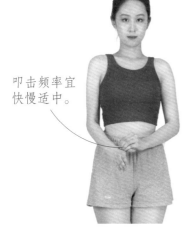

叩击频率宜快慢适中。

叩击合谷穴

合谷穴在手背，第 2 掌骨桡侧的中点处。右臂曲肘平伸，置于胸前，虎口朝上。用左手四指（拇指除外）指腹叩击右手合谷穴 50~100 次。左右手交替进行。

叩击合谷穴有祛风解表、通络镇痛的作用，对牙痛、头痛、腹痛有较好的镇痛效果。

捶打鱼际穴

鱼际穴在手外侧，第 1 掌骨桡侧中点赤白肉际处。右手自然伸直，掌心向上。左手握拳，以拳轮捶打右手鱼际穴 50~100 次。左右手交替进行。

鱼际穴常用于辅助调理咯血、咽喉肿痛、失音等肺系实热病症。

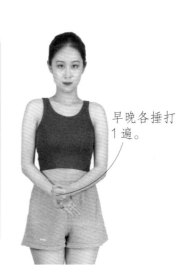

早晚各捶打 1 遍。

拍拍头，
提神醒脑头不疼

扫码观看视频演示

　　拍打头部的顺序通常为先拍头顶，然后拍枕部及后颈，再依次拍耳后、颈侧，最后叩击太阳穴。拍打头部可刺激大脑深层细胞和神经元，增强脑神经功能，同时还能畅通脑血管，从而达到消除大脑疲劳的效果，尤其适合脑力劳动者练习。

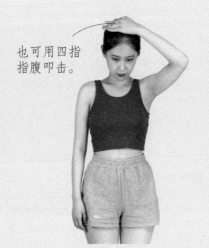
也可用四指指腹叩击。

拍打头顶

自然站立，用手掌拍打头顶。左右手交替进行，持续拍打 50~100 次。拍打时，不可用力过重。

头顶穴位众多，经常拍打可以提引周身气血，有醒脑通窍、升阳固脱的作用。

拍打枕部及后颈

自然站立，低头，暴露后颈，用掌心拍打枕部和后颈。持续拍打 50~100 次。

枕部以骨骼和韧带为主，拍打时如擂鼓，脑部可感受到明显的震荡，极具醒脑效果，注意用力不可过重。

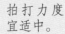
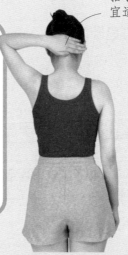
拍打力度宜适中。

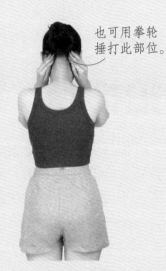

也可用拳轮捶打此部位。

拍打耳后

自然站立，低头，突出颈部，双手四指（拇指除外）同时拍打颈部耳后区域。持续拍打50~100次。

颈部耳后区域是胆经循行部位，经常拍打有清脑明目、通利官窍的作用。

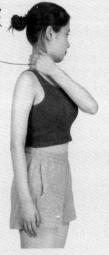

颈侧部位肌肉比较丰厚，拍打时可以稍微用力。

拍打颈侧

自然站立，扭头，突出颈侧，用手掌拍打颈侧部位。左右手交替进行，持续拍打50~100次。

长时间低头伏案工作，会影响颈部的血液循环，诱发颈椎病。经常拍打颈部可促进局部血液循环，从而预防颈椎病。

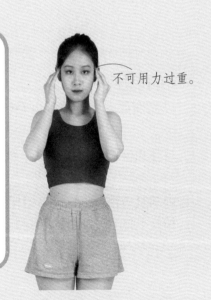

不可用力过重。

叩击太阳穴

太阳穴在头部，眉梢与目外眦之间，向后约1横指的凹陷中。自然站立，四指（拇指除外）并拢，用双手四指指腹同时叩击两侧太阳穴部位。持续叩击50~100次。

太阳穴有醒脑、提神、明目的作用，经常叩击可促进大脑和眼部血液循环，改善头晕、目眩、偏头痛等症状。

拍拍脸，皮肤好

扫码观看视频演示

拍打面部可有效促进面部血液循环，对于脸部干燥和萎黄有很好的调理作用。面部拍打时用力宜小，尤其是眼眶周围，不可猛拍。需要注意的是，脸部长有痤疮的人群不宜拍脸，因为有可能会加重炎症感染，不利于痤疮恢复。

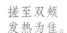

搓至双颊发热为佳。

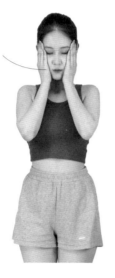

轻搓面部

取坐姿或站姿，将两手手掌搓热，按从下往上、从前往后的顺序轻搓面部，力度均匀适中。

轻搓面部前用温水洗干净手和脸。

拍打腮部

搓完面部之后，便可以轻轻拍打脸部（以腮为主）。脸部的毛细血管会因为拍打而扩张，可使血液循环加快，面色绯红润泽。

腮部肌肉相对丰厚，是拍打的重点区域。胃经循行于腮部，拍打腮部有利于胃气和降。

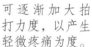

可逐渐加大拍打力度，以产生轻微疼痛为度。

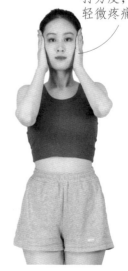

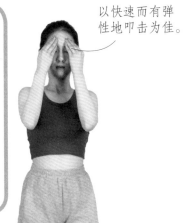

以快速而有弹性地叩击为佳。

叩击前额

双目微闭，双手四指（拇指除外）并拢，双臂同时收回，用四指指腹叩击前额，体会头部震动的感觉，以不感到头晕为度。

前额穴位众多，经常拍打或叩击，可改善头痛、面瘫、眉棱骨痛、失眠等症状。

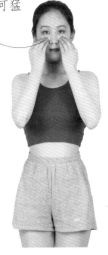

此处毛细血管脆弱，不可猛力叩击。

叩击下眼眶

自然站立，双手四指（拇指除外）指腹同时叩击面部两侧下眼眶部位。持续叩击50~100次。

下眼眶是胃经循行部位，经常刺激有清利头目的作用，还可改善面肌痉挛、三叉神经痛等面部疾患。

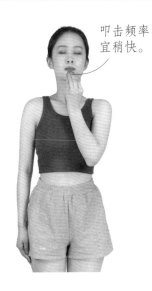

叩击频率宜稍快。

叩击下颌

自然站立，双目微闭，轻咬牙齿，用四指（拇指除外）指腹叩击下颌部位。左右手交替进行，持续叩击50~100次。

叩击过程中，口腔内便会分泌出唾液。待唾液积满口腔时慢慢咽下，有滋润气血的作用。

拍拍胳膊，
通经活络身体好

扫码观看视频演示

　　手臂上循行有手三阳经和手三阴经。每天坚持拍打手臂，可改善肠道微循环，促进肠道蠕动，帮助人体及时排出废物，同时可增强心肺功能，皮肤也会变得白里透红。

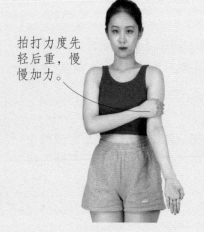

拍打力度先轻后重，慢慢加力。

拍打手臂内侧

一臂自然伸直，掌心向上，以另一手掌心拍打手臂内侧，从肩拍到手腕。连续拍打50~100 次，左右手交替进行。

手臂内侧是手三阴经循行的部位，手三阴经"从胸走手"，中间经过肩部，从肩拍到手腕，对心肺功能有补益作用。

拍打手臂外侧

一臂自然伸直，掌心向内，以另一手掌心拍打手臂外侧，从手腕拍到肩。连续拍打50~100 次，左右手交替进行。

手臂外侧是手三阳经循行的部位，循行方向是从手到肩，拍打顺序也要顺着经络循行方向，有生津敛液的作用。

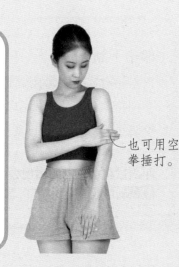

也可用空拳捶打。

拍打肩臂区

双臂自然交叉，双手抱肩，用双手掌心同时拍打所抱肩臂区。连续拍打 50~100 次。

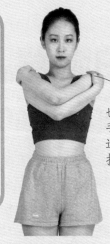

也可以用甩手法拍打，这样能增加拍击力度。

肩臂区的位置稍靠后，不容易够到，因此采用双手抱肩的姿势拍打。此时右手掌心正好扣在左肩上，左手掌心正好扣在右肩上。

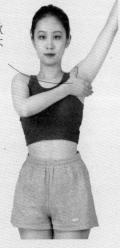

腋下痛觉敏锐，拍打不可用力。

拍打腋下

一手自然上举，暴露腋窝，用另一手掌心拍打该侧腋下。左右手交替进行，连续拍打 50~100 次。

腋窝处有很多静脉血管和淋巴结组织，经常拍打有助于血液循环和淋巴循环，同时可预防心血管方面的疾病。

拍打肘窝

左臂前伸，掌心向上，露出肘窝，用右手掌心拍打左肘窝 100~200 次，左右手交替进行。

双肘窝是心经、心包经和肺经三条经络循行的部位，拍打肘窝有助于疏通三条经脉的气血，散瘀排毒。

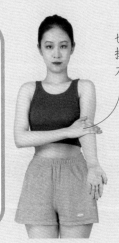

也可用拳轮捶打，这样力道更重。

拍拍胸背,
振奋阳气心脏好

扫码观看视频演示

　　人体左胸部是心脏所在的位置,经常拍打胸部,可预防冠心病、肺气肿,并可改善心慌、气急、胸闷、胸痛等症状。人体背部循行有督脉和膀胱经,经常拍打背部,可以振奋阳气,促进新陈代谢。

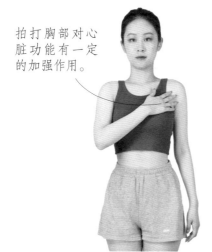

拍打胸部对心脏功能有一定的加强作用。

拍打胸部

自然站立,五指张开,以掌心和五指拍打对侧胸膛。两手交替进行,持续拍打100次。

男性胸部肌肉厚实,拍打时力度可稍大。女性胸部不可用力拍打,也可改用四指(拇指除外)轻轻叩击。

捶打任脉

自然站立,以一手拳心捶打胸腹部中线上的任脉,从颈窝一直捶打到剑胸结合部。两手交替进行,持续捶打100次。

任脉位于胸腹部正中线,肾经、冲脉等紧挨两侧循行。捶打此处,可激发任脉、肾经、冲脉之血。

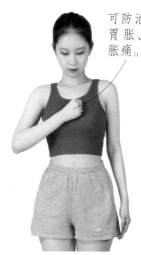

可防治胸闷、胃胀、乳房胀痛。

拍打胸胁

自然站立，一臂略微外张，暴露胸胁，以对侧手掌拍打胸胁部位。两手交替进行，持续拍打 100 次。

拍打完胸部后，可顺势拍打胸胁。身体侧面主要循行有肝经和胆经，经常拍打有助于调畅身体气机。

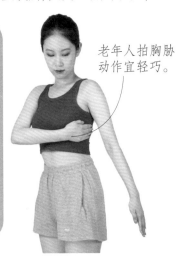

老年人拍胸胁动作宜轻巧。

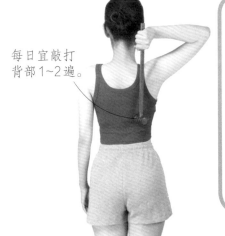

每日宜敲打背部 1~2 遍。

敲打背部

用擀面杖或保健槌等工具敲打后背。先敲打左侧，然后敲打右侧。顺序由上而下，即由肩颈部一直敲到腰部以上。

中医认为，背部属阳，经常敲打背部可振奋阳气，从而改善畏寒肢冷、面色苍白、大便溏稀、小便清长、脉沉无力等症状。

敲打督脉

敲打完后背，还要重点敲打督脉。督脉循行于后背正中，可用保健槌从颈椎一直敲到腰线部位。反复敲打 15~30 次。

督脉统领一身之阳气，经常刺激疏通，可补肾强脊。

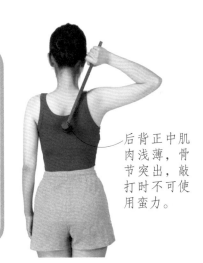

后背正中肌肉浅薄，骨节突出，敲打时不可使用蛮力。

拍拍腹部，
减肥消脂效果好

扫码观看视频演示

　　长期坐着，脂肪容易在腹部堆积。平时多拍打腹部，可以帮助腹部的脂肪燃烧。拍打腹部还可以帮助我们解决因为消化不良引起的腹胀问题。

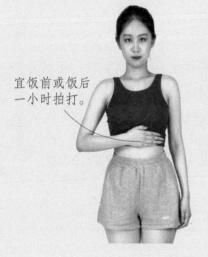

宜饭前或饭后一小时拍打。

拍打上腹部

自然站立，以手掌轻轻拍打上腹部位。两手交替进行，持续拍打 100 次。

上腹部为胃所在区域，经常拍打可促进胃的蠕动，增强脾胃的运化功能，改善胃脘痛、不思饮食等症状。

拍打肚脐

自然站立，以手掌轻轻拍打肚脐部位。两手交替进行，持续拍打 100 次。

肚脐是丹田所在区域，经常拍打可振奋肾气、固护精气，同时还有一定的减肥作用。

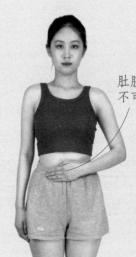

肚脐神经丰富，不可用力拍打。

拍打小腹

自然站立，以手掌轻轻拍打小腹部位。两手交替进行，持续拍打 100 次。

小腹为肠道所在区域，经常拍打刺激可促进消化、减脂瘦身、改善便秘。

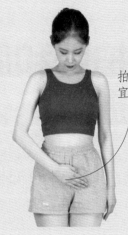

拍打力度宜适中。

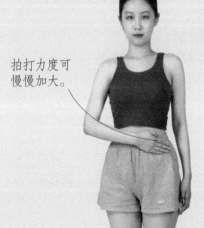

拍打力度可慢慢加大。

拍打侧腹

自然站立，先以右侧手掌拍打左侧腹部，再以左侧手掌拍打右侧腹部。持续拍打 100 次。

腹侧为胃经和脾经循行部位，经常拍打刺激有温中散寒、理气止痛的作用，可改善腹痛、腹泻等症状。

捶打带脉

自然站立，以一手拳心捶打对侧腰部的带脉。先由左向右，再由右向左，两手交替进行，持续拍打 100 次。带脉环腰而行，故应左右来回捶打。

带脉统束全身直行的经脉，捶打带脉可温补肝肾、通调气血、排毒养颜，还可辅助调理多种妇科疾病。

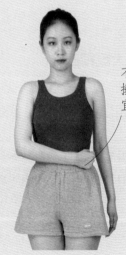

不可长时间捶打，力度宜适中。

拍拍腿和脚，
气血顺畅体不寒

扫码观看视频演示

　　人体下肢有多条经络循行，经常拍打下肢，可促进人体血液循环，改善手脚冰凉的情况，还能促进胆汁分泌，帮助消耗体内胆固醇，预防腿部肥胖。

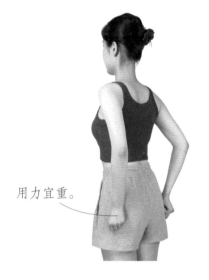

用力宜重。

捶打臀部和胯部

自然站立，以双手拳心或拳眼捶打臀部和胯部。每个部位持续捶打 100~200 次。臀部后正中线位置是凹进去的，可以改用食指或中指指节叩击。

经常捶打臀部和胯部可改善腰腿疼，还能辅助调理妇科病症及男性前列腺疾病。

拍打大腿根部

自然站立，双手下垂，以双手掌面及五指同时拍打大腿根部。持续拍打 100~200 次。

大腿根部的腹股沟为多条经络的循行部位，经常拍打刺激可改善腰肌劳损、腰椎退变等症状，并可促进脾胃的运化吸收。

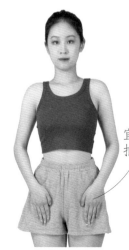

宜长期坚持拍打。

拍打大腿

取坐姿，双手掌同时拍打大腿。先拍打大腿外侧，再拍打大腿内侧，最后拍打大腿正面，从大腿根部到膝盖来回拍打。每个部位持续拍打 100 次。

大腿外侧、内侧及正面有多条经络通过，经常拍打刺激有祛风化湿、疏通经络的作用。

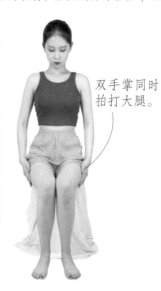

双手掌同时拍打大腿。

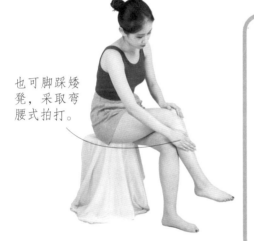

也可脚踩矮凳，采取弯腰式拍打。

拍打小腿

取坐姿，将一侧大腿架在另一侧大腿上，弯腰，用同侧手掌拍打小腿，由上而下，先拍打小腿外侧，再拍打小腿内侧。两侧都要拍打，持续拍打 100~200 次。

小腿外侧和内侧有多条经络通过，经常拍打刺激有疏肝利胆、和胃健脾、通调水道的作用。

拍打脚部

拍打完小腿后，可接着拍打脚部。用对侧手掌拍打一侧脚背和脚掌。左右脚都要拍，持续拍打 100~200 次

脚背虽然没有丰富的肌肉，但对疼痛并不敏感，可以稍用力拍打，直到感觉足背发麻即可。

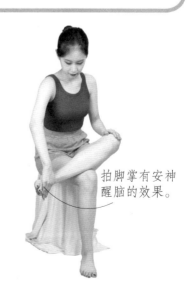

拍脚掌有安神醒脑的效果。

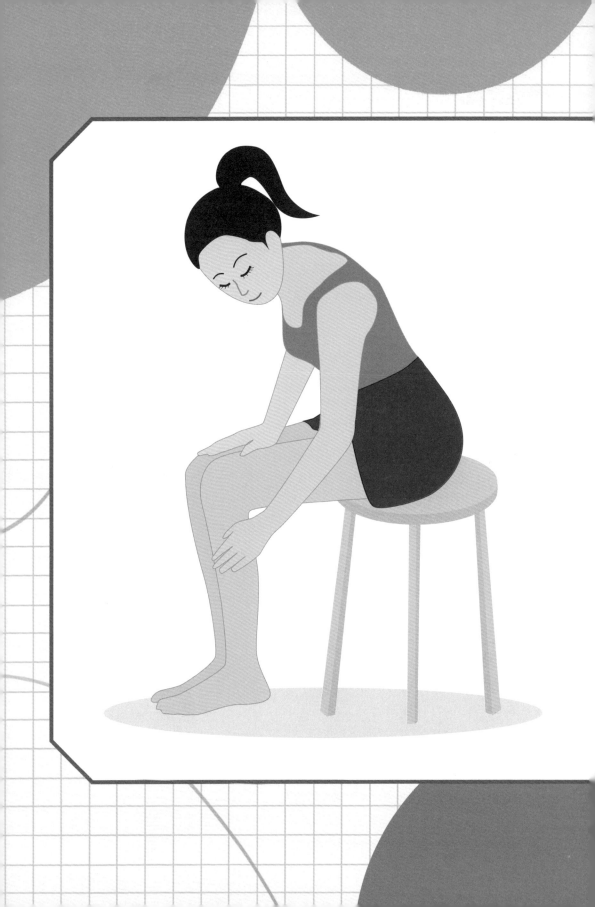

第四章

拍拍打打，
轻松缓解常见不适

拍打养生操，既简单有效，又方便操作。通过有针对性地练习一些拍打操，可轻松缓解身体不适。

清肺止咳拍打操

咳嗽是因外感六淫，或脏腑内伤累及于肺所致的病症，还可能伴有头痛、发热、恶寒等症状。外感咳嗽常以风邪侵袭居多，在秋冬季节尤为常见。内伤咳嗽多为肺脏自身有邪，或其他脏腑病变累及肺所致。当你出现咳嗽症状时，无论属于哪种证型，练习这套拍打操都有清肺止咳的作用。

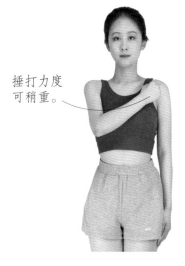

捶打力度可稍重。

捶打中府穴

中府穴在胸部，横平第1肋间隙，锁骨下窝外侧，前正中线旁开6寸处。手握空拳，用拳心捶打中府穴。左右手交替进行，每侧捶打50~100次，以有酸痛感为度。

中府穴有止咳平喘、清泻肺热、健脾补气的作用。捶打此穴对咳嗽、气喘、胸痛等胸肺部疾病有改善作用。

拍打尺泽穴

尺泽穴在肘区，肘横纹上，肱二头肌腱桡侧缘凹陷中。一臂自然伸直，掌心向上。以另一手掌心拍打尺泽穴。左右手交替进行，每侧拍打50~100次，以有酸痛感为度。

尺泽穴有清泻肺热的作用。经常拍打可改善咳嗽、气喘、咯血、咽喉肿痛等症状。

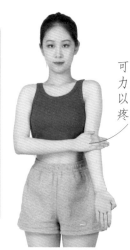

可逐渐加大力度拍打，以产生轻度疼痛为度。

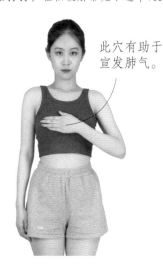

此穴有助于宣发肺气。

拍打膻中穴

膻中穴在胸部，横平第4肋间隙，前正中线上。自然站立，用手掌拍打膻中穴。反复拍打50~100次。

膻中穴有利上焦、宽胸膈、降气通络的作用。拍打此穴可改善胸闷、心悸、心痛、咳嗽、哮喘等症状。

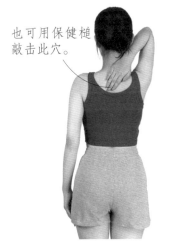

也可用保健槌敲击此穴。

拍打肺俞穴

肺俞穴在脊柱区，第3胸椎棘突下，后正中线旁开1.5寸处。取站姿，手臂绕到肩后，用手指拍打肺俞穴。左右手交替进行，反复拍打50~100次。

肺俞穴有清热止咳、宣肺平喘的作用。经常拍打此穴可辅助治疗老年慢性支气管炎、过敏性鼻炎等病症。

拍打天突穴

天突穴在颈前区，胸骨上窝中央，前正中线上。自然站立，一手四指（拇指除外）并拢，以掌指拍打天突穴。反复拍打50~100次。

天突穴有宣通肺气、止咳化痰的作用。拍打此穴可辅助治疗支气管炎、支气管哮喘、咽喉炎、失音等病症。

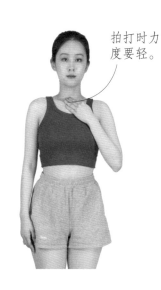

拍打时力度要轻。

消积化食拍打操

　　饭后半个小时适量地做做运动，可以消积化食。此外，平时经常拍打腹部和大腿两侧等部位，也有助于改善胃胀、积食、食欲下降、消化不良等问题。这套拍打操也非常适合久坐不动的人群练习。

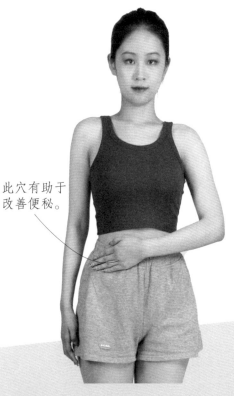

此穴有助于改善便秘。

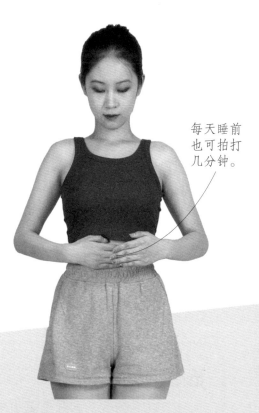

每天睡前也可拍打几分钟。

 拍打肚脐两侧

自然站立，全身放松。用对侧手掌拍打肚脐两侧部位。拍打时力度不可过大，以肚脐两侧感到发热为度。

拍打上腹部

自然站立，全身放松。用两手掌交替拍打肚脐上部。至拍打部位微微发热即可，力度不宜过重。

温馨提示

拍打前后可适量饮用温水，及时补充水分，以促进身体的新陈代谢，加快代谢废物排出。

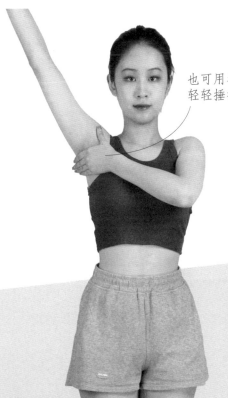

也可用拳心轻轻捶打。

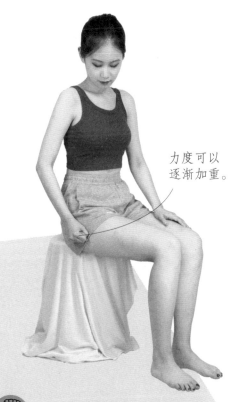

力度可以逐渐加重。

拍打腋窝

自然站立，一臂上举，露出腋窝。以对侧手掌拍打腋窝。左右手交替进行，每侧拍打 50~100 次。

捶打大腿外侧

取坐姿，手握空拳，从髋部开始，沿大腿外侧正中线，一直捶打到膝盖的侧面。也可以两侧同时捶打。

清热泻火拍打操

中医认为，上火与人体阴阳失衡、内火旺盛有关。上火的具体症状有眼睛红肿、口角糜烂、尿黄、牙痛、咽喉痛等。上火在干燥气候及阴雨连绵的湿热天气更易发生。这时可拍打太冲、内庭、行间、鱼际等穴，以清心泻热。

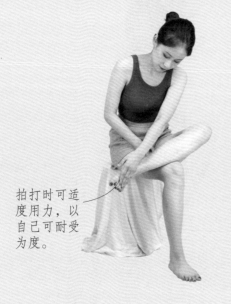

拍打时可适度用力，以自己可耐受为度。

拍打太冲穴

太冲穴在足背，第1、2跖骨间，跖骨底结合部前方凹陷中，或触及动脉搏动。取坐姿，将小腿架在另一侧大腿上，跷脚，用同侧手掌拍打太冲穴。左右手交替进行，每侧拍打2~3分钟。

太冲穴有疏肝解郁、清心除烦等作用。拍打此穴可改善目赤肿痛、咽干咽痛、烦躁失眠、视物昏花等病症。

拍打内庭穴

内庭穴在足背，第2、3趾间，趾蹼缘后方赤白肉际处。取坐姿，将小腿架在另一侧大腿上，用同侧手掌拍打内庭穴。双脚都要拍打，每侧拍打2~3分钟。

内庭穴有清泻胃火、调理肠腑的作用。拍打此穴可改善牙龈肿痛、咽喉肿痛、腹泻等症状。

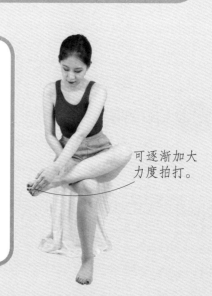

可逐渐加大力度拍打。

拍打行间穴

行间穴在足背，第1、2趾间，趾蹼缘后方赤白肉际处。取坐姿，将小腿架在另一侧大腿上，跷脚，用同侧掌指拍打行间穴。左右手交替进行，每侧拍打50~100次。

行间穴有清泻肝经风热的作用。拍打此穴可改善头晕目眩、目赤肿痛等症状。

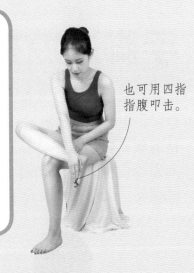

也可用四指指腹叩击。

捶打鱼际穴

鱼际穴在手外侧，第1掌骨桡侧中点赤白肉际处。左手握拳，以拳轮捶打右手鱼际穴。左右手交替进行，每侧捶打50~100次。

捶打鱼际穴可改善咳嗽、咯血、咽干、咽喉肿痛、失音等症状。

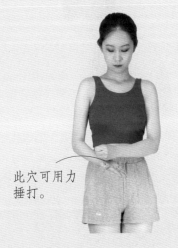

此穴可用力捶打。

拍打阳陵泉穴

阳陵泉穴在小腿外侧，腓骨头前下方凹陷中。取坐姿，用同侧手掌拍打阳陵泉穴。每侧拍打50~100次。

经常拍打阳陵泉穴，可改善肝郁气滞引起的胁肋胀痛、急躁易怒及失眠等症状。

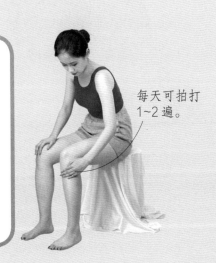

每天可拍打1~2遍。

手脚冰凉拍打操

许多女性无论冬夏都会感觉手脚冰凉，严重者晚上睡觉时，双脚整夜都捂不暖和，中医称这种情况为"阳虚"。这时候，我们不妨有针对性地拍打肾俞、足三里、气冲、涌泉等穴位，可以疏通全身经络，活血化瘀，促进全身血液循环，从而有效改善手脚冰凉的症状。

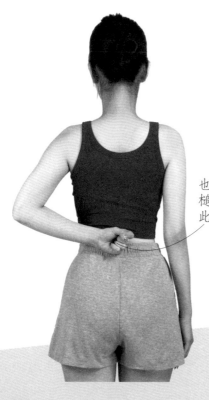

也可用保健槌轻轻敲击此穴。

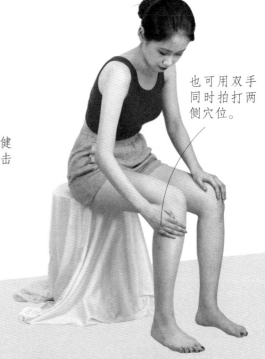

也可用双手同时拍打两侧穴位。

 捶打肾俞穴

肾俞穴在脊柱区，第2腰椎棘突下，后正中线旁开1.5寸处。一手握拳，用拳背捶打腰部肾俞穴。反复捶打50~100次。

 拍打足三里穴

足三里穴在小腿外侧，犊鼻穴下3寸，犊鼻穴与解溪穴连线上。取坐姿，弯腰，用同侧手掌拍打足三里穴。每侧拍打100~200次。

温馨提示

阳虚患者平时多食用生姜、羊肉等性温食物，可温肾助阳，改善手脚冰凉的症状。

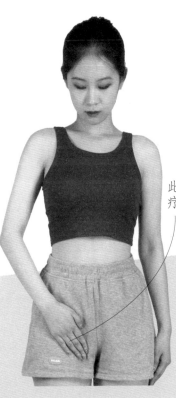

此穴有助于辅助治疗生殖系统疾病。

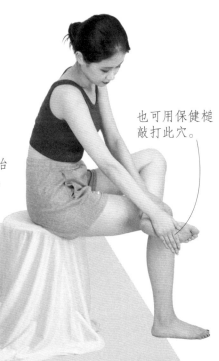

也可用保健槌敲打此穴。

 拍打气冲穴

气冲穴在腹股沟区，耻骨联合上缘，前正中线旁开 2 寸，动脉搏动处。自然站立，以同侧手掌拍打气冲穴。反复拍打 50~100 次。

 拍打涌泉穴

涌泉穴在足底，屈足卷趾时足心凹陷最深处。取坐姿，将一侧小腿架在另一侧大腿上，用同侧手握住脚踝，用对侧手掌拍打涌泉穴。每侧拍打 50~100 次。

气虚乏力拍打操

　　随着生活节奏的加快，人们面对的各种压力也在不断增加。许多人经常会出现面色苍白、呼吸短促、四肢乏力、语声低微、头晕、动辄汗出等症状，其实这都是人体气血亏虚所致。经常拍打气海、关元、足三里、膻中等穴，可以改善这些症状。

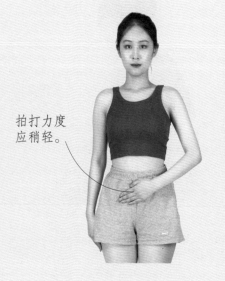

拍打力度应稍轻。

拍打气海穴

气海穴在下腹部，脐中下 1.5 寸，前正中线上。自然站立，用手掌轻轻拍打气海穴。左右手交替进行，反复拍打 50~100 次。

气海穴有补肾固精、调理气血、扶正祛邪的作用。拍打此穴可改善虚脱乏力、阳痿、遗精、小便频数等病症。

拍打关元穴

关元穴在下腹部，脐中下 3 寸，前正中线上。自然站立，用手掌轻轻拍打关元穴。左右手交替进行，反复拍打 50~100 次。

关元穴有培补元气、导赤通淋等作用。拍打此穴可改善腹泻、脱肛、便血、遗精、阳痿、月经不调、痛经、经闭、崩漏、带下等症状。

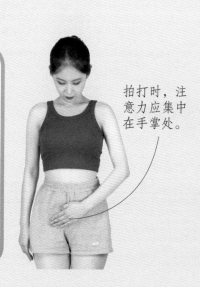

拍打时，注意力应集中在手掌处。

拍打足三里穴

足三里穴在小腿外侧，犊鼻穴下 3 寸，犊鼻穴与解溪穴连线上。取坐姿，弯腰，用同侧手掌拍打足三里穴。每侧拍打 50~100 次。

经常拍打足三里穴，可改善气血不足所致的心悸气短、虚劳羸瘦、耳聋耳鸣等症状。

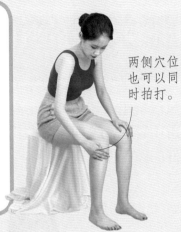

两侧穴位也可以同时拍打。

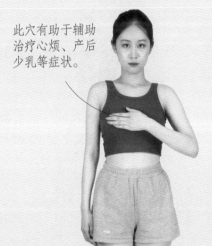

此穴有助于辅助治疗心烦、产后少乳等症状。

拍打膻中穴

膻中穴在胸部，横平第 4 肋间隙，前正中线上。自然站立，用手掌拍打膻中穴。反复拍打 50~100 次。

膻中穴有理气止痛、行气解郁的作用。拍打此穴可改善咳嗽气喘、心痛心悸、乳痈乳癖、呕吐呃逆等症状。

拍打神阙穴

神阙穴在脐区，脐中央。自然站立，用手掌轻拍神阙穴。反复拍打 50~100 次。

神阙穴有温阳固脱、培元固本的作用。拍打此穴可使人体真气充盈、精神饱满、体力充沛。

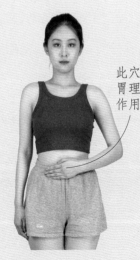

此穴有和胃理肠的作用。

膝关节僵硬拍打操

膝关节僵硬多发生于中老年人，多与膝关节慢性损伤、风湿痹阻或超负荷运动有关。经常拍打犊鼻、梁丘、委中、承山等穴，有利于活血化瘀、舒利关节，对膝关节僵硬有良好的改善作用。

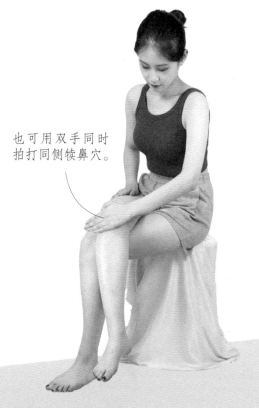

也可用双手同时拍打同侧犊鼻穴。

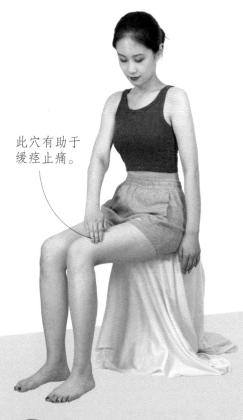

此穴有助于缓痉止痛。

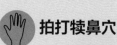 **拍打犊鼻穴**

犊鼻穴在膝前区，髌韧带外侧凹陷中。 取坐姿，将一侧大腿架在另一侧大腿上，用对侧手掌拍打犊鼻穴。每侧拍打50~100 次。

拍打梁丘穴

梁丘穴在股前区，髌底上2寸，股外侧肌与股直肌肌腱之间。取坐姿，用对侧手掌拍打梁丘穴。每侧拍打 50~100 次。

温馨提示

膝关节僵硬患者应
当减少不必要的户外
活动，避免过度劳
累，随时注意膝关
节保暖。

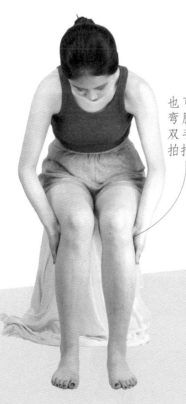

也可取站姿，
弯腰屈膝，以
双手掌心同时
拍打两侧穴位。

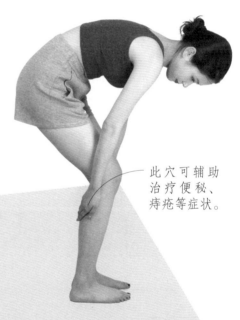

此穴可辅助
治疗便秘、
痔疮等症状。

 拍打委中穴

委中穴在膝后区，腘横纹中点。
取坐姿，弯腰，以双手掌心同
时拍打同侧委中穴。反复拍打
50~100 次。

 拍打承山穴

承山穴在小腿后区，腓肠肌两
肌腹与肌腱交角处。取站姿，
弯腰屈膝，用双手掌同时拍打
承山穴。反复拍打 50~100 次。

头痛头晕拍打操

  很多人在经过一天的学习或工作后，经常会感到头晕眼花、精神萎靡，严重者甚至还会出现食欲不振和恶心呕吐等症状。导致这些不良状况出现的原因是我们的脑力过度透支了。这时候赶紧拍打风府、风池、百会、太阳等穴位，可以有效缓解这些不适。

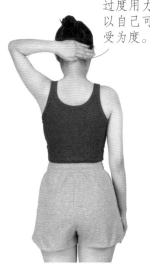

拍打时不可过度用力，以自己可耐受为度。

拍打风府穴

风府穴在颈后区，枕外隆凸直下，两侧斜方肌之间凹陷中。自然站立，一手绕过头颈，以手掌拍打风府穴。反复拍打50~100次。

风府穴有疏风散邪、通关开窍的作用。拍打此穴可改善头昏脑涨、悲恐惊悸等症状。

拍打风池穴

风池穴在颈后区，枕骨之下，胸锁乳突肌上端与斜方肌上端之间的凹陷中。自然站立，用双手四指（拇指除外）同时拍打左右风池穴。反复拍打50~100次。

风池穴有清脑明目、通利官窍的作用。拍打此穴可改善头痛、眩晕、失眠等症状。

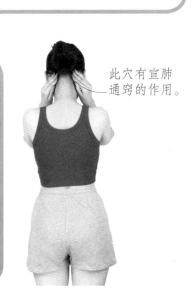

此穴有宣肺通窍的作用。

拍打百会穴

百会穴在头部，前发际正中直上5寸处。
自然站立，以手掌拍打百会穴。反复拍
打50~100次。

百会穴有提神醒脑、升阳固脱的作用。
经常拍打此穴可改善头痛、头晕、失眠、
健忘等症状。

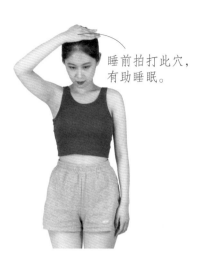

睡前拍打此穴，
有助睡眠。

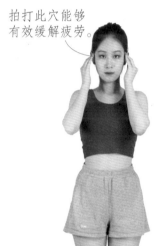

拍打此穴能够
有效缓解疲劳。

叩击太阳穴

太阳穴在头部，眉梢与目外眦之间，向后
约1横指的凹陷中。自然站立，四指（拇
指除外）并拢，用双手四指指腹同时叩击
左右太阳穴。反复叩击50~100次。

太阳穴有醒脑、提神、明目的作用。刺激此穴
可有效缓解头晕、目眩、偏头痛等症状。

叩击阳白穴

阳白穴在头部，眉上1寸，瞳孔直上。
自然站立，用双手手指指腹同时叩击左
右阳白穴。反复叩击50~100次。

阳白穴有清利头目的作用。刺激此穴可改善
老年人晨起头昏脑涨或经常忘事的情况，以
及过度紧张、疲劳造成的偏头痛。

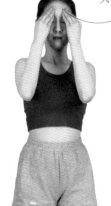

此穴有清利
头目的作用。

腰背酸痛拍打操

　　腰酸背痛是很多人身体会出现的症状。老年人腰椎间盘突出所引起的腰痛属于多发病症，年轻的上班族也常常因为久坐而出现背部肌肉酸痛和腰肌劳损等情况。这时候，通过有针对性地拍打肩井、肩贞、命门、肾俞等穴，可以改善腰背酸痛的症状。

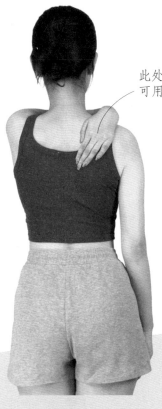

此处肌肉丰厚，可用力拍打。

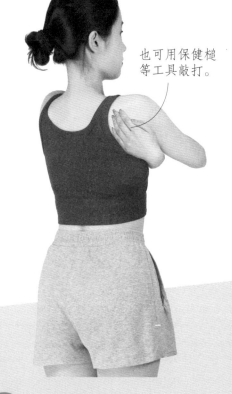

也可用保健槌等工具敲打。

 拍打肩井穴

肩井穴在肩胛区，第 7 颈椎棘突与肩峰最外侧点连线的中点。自然站立，用对侧手掌拍打一侧肩井穴。每侧拍打 2~3 分钟。

 拍打肩贞穴

肩贞穴在肩胛区，肩关节后下方，腋后纹头直上 1 寸处。自然站立，用对侧手掌拍打一侧肩贞穴。每侧拍打 50~100 次。

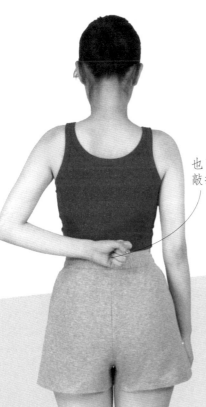

也可用保健槌
敲打此穴。

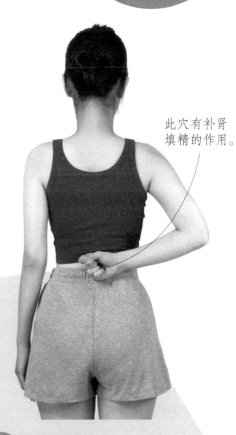

此穴有补肾
填精的作用。

 捶打命门穴

命门穴在脊柱区，第2腰椎棘突
下凹陷中，后正中线上。自然站
立，一手握拳，用拳背捶打命门
穴。反复捶打50~100次。

捶打肾俞穴

肾俞穴在脊柱区，第2腰椎棘
突下，后正中线旁开1.5寸处。
一手握拳，用拳背捶打肾俞
穴。反复捶打50~100次。

安神助眠拍打操

现代人生活和工作压力大，平时神经一直处于紧绷状态，久而久之入睡困难或失眠就会找上门来。中医认为，入睡困难和失眠是人体气血衰弱、经络淤堵所致。有针对性地练习这套拍打保健操，能起到安神助眠的作用。

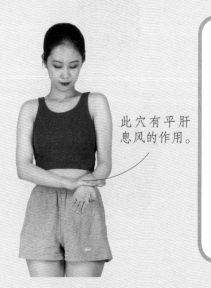

此穴有平肝息风的作用。

拍打神门穴

神门穴在腕前区，腕掌侧远端横纹尺侧端，尺侧腕屈肌腱的桡侧缘。一臂曲肘前伸，虎口向外，用对侧手掌拍打神门穴。左右手交替进行，每侧拍打 50~100 次。

神门穴有宁心安神、清心调气的作用。拍打此穴可改善心悸、怔忡、健忘、心烦、失眠等症状。

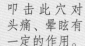

叩击此穴对头痛、晕眩有一定的作用。

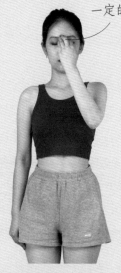

叩击印堂穴

印堂穴在头部，两眉毛内侧端中间的凹陷中。自然站立，双目微闭。一手四指（拇指除外）并拢，用四指指腹叩击印堂穴。反复叩击50~100 次。

印堂穴有清利头目的作用。刺激此穴可改善失眠、健忘、心悸、怔忡等症状。

拍打太溪穴

太溪穴在踝区，内踝尖与跟腱之间的凹陷中。取坐姿，将一侧小腿架在另一侧大腿上，用对侧手掌拍打太溪穴。左右手交替进行，每侧拍打 50~100 次。

太溪穴有补肾益气、安神开窍的作用。拍打此穴可改善肾虚所致的头晕目眩、耳鸣耳聋、失眠等症状。

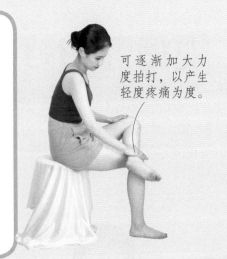

可逐渐加大力度拍打，以产生轻度疼痛为度。

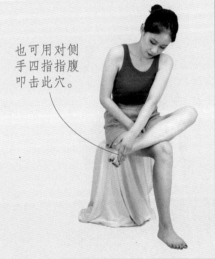

也可用对侧手四指指腹叩击此穴。

拍打太冲穴

太冲穴在足背，第 1、2 跖骨间，跖骨底结合部前方凹陷中，或触及动脉搏动。取坐姿，将一侧小腿架在另一侧大腿上，跷脚，用同侧手掌拍打太冲穴。左右手交替进行，反复拍打 2~3 分钟。

太冲穴有疏肝解郁、镇静安神、清心除烦等作用。经常拍打可改善烦躁、抑郁、头晕、失眠等症状。

拍打涌泉穴

涌泉穴在足底，屈足卷趾时足心凹陷最深处。取坐姿，将一侧小腿架在另一侧大腿上，用同侧手握住脚踝，用对侧手掌拍打涌泉穴。左右手交替进行，每侧拍打 50~100 次。

涌泉穴有滋阴益肾、醒脑开窍的作用。拍打此穴可改善失眠、神经性头痛等症状。

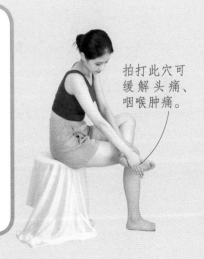

拍打此穴可缓解头痛、咽喉肿痛。

视疲劳拍打操

由于用眼过度，用眼习惯不健康，不少人经常出现眼睛酸涩、视力模糊等情况。适度拍打印堂、攒竹、太阳、阳白等眼部穴位，可以缓解眼部疲劳。

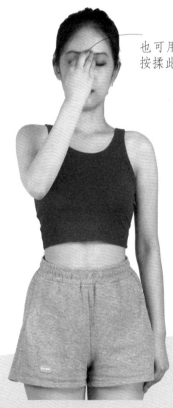

也可用食指指腹按揉此穴。

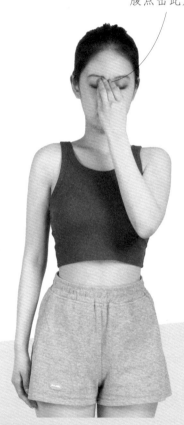

也可用中指指腹点击此穴。

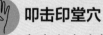 **叩击印堂穴**

印堂穴在头部，两眉毛内侧端中间的凹陷中。自然站立，双目微闭。用中指和食指指腹叩击印堂穴。反复叩击50~100次。

叩击攒竹穴

攒竹穴在面部，眉头凹陷中，额切迹处。自然站立，双目微闭。用中指和食指指腹叩击攒竹穴。反复叩击50~100次。

温馨提示

日常饮食中多摄入绿色蔬菜、胡萝卜、蛋黄、水果、动物肝脏等富含胡萝卜素、B 族维生素和维生素 A 的食物，有利于视力保健。

叩击力度可稍重。

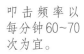

叩击频率以每分钟60~70次为宜。

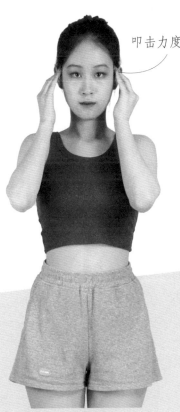

叩击太阳穴

太阳穴在头部，眉梢与目外眦之间，向后约1横指的凹陷中。自然站立，用双手手指指腹同时叩击左右太阳穴。反复叩击50~100次。

叩击阳白穴

阳白穴在头部，眉上1寸，瞳孔直上。自然站立，用双手手指指腹同时叩击左右阳白穴。反复叩击50~100次。

"鼠标手"拍打操

　　"鼠标手"是腕管内正中神经遭到挤压后引起的一种周围神经综合征，即腕管综合征，主要表现为腕前部疼痛及手部麻木无力，常见于正中神经分布的拇指、食指、中指区域。因长期使用电脑办公的白领发病率较高，故称"鼠标手"。如果你不幸患上了"鼠标手"，不妨每天练习这套拍打操，坚持一段时间后，症状就能得到有效改善。

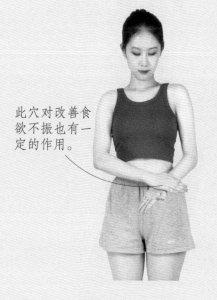

此穴对改善食欲不振也有一定的作用。

拍打大陵穴

大陵穴在腕前区，腕掌侧远端横纹中，掌长肌腱与桡侧腕屈肌腱之间。自然站立，曲肘抬臂，掌心朝上，用对侧手掌拍打手腕部大陵穴。左右手交替进行，每侧拍打50~100次。

大陵穴有通经活络、消肿止痛的作用。拍打此穴可辅助治疗腕关节炎、腕管综合征。

拍打阳池穴

阳池穴在腕后区，腕背侧远端横纹上，指伸肌腱的尺侧缘凹陷中。自然站立，一臂曲肘向前，掌心向下。以对侧手掌拍打手腕部阳池穴。左右手交替进行，每侧拍打50~100次。

阳池穴有生发阳气、沟通表里的作用。经常拍打此穴可改善腕关节痛、前臂痛等症状。

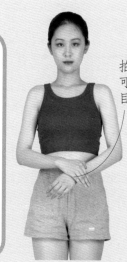

拍打此穴还可缓解头痛、目赤肿痛。

拍打曲池穴

曲池穴在肘区，尺泽穴与肱骨外上髁连线的中点处。一臂自然下垂，略微前伸。用对侧手掌指拍打肘部曲池穴。左右手交替进行，每侧拍打 50~100 次。

曲池穴有消肿止痛、调和气血、舒筋通络的作用。拍打此穴可改善手臂痹痛、上肢不遂等症状。

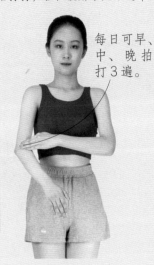

每日可早、中、晚拍打 3 遍。

拍打手三里穴

手三里穴在前臂，肘横纹下 2 寸，阳溪穴与曲池穴连线上。一臂自然前伸，虎口朝上。用对侧手掌指拍打手三里穴。左右手交替进行，每侧拍打 50~100 次。

手三里穴有舒筋通络、消肿止痛的作用。拍打此穴可改善肩臂麻痛、肘挛不伸、上肢不遂等症状。

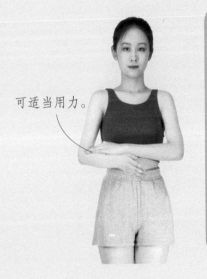

可适当用力。

拍打内关穴

内关穴在前臂前区，腕掌侧远端横纹上 2 寸，掌长肌腱与桡侧腕屈肌腱之间。自然站立，曲肘抬臂，掌心朝上，用对侧手掌拍打内关穴。左右手交替进行，每侧拍打 50~100 次。

内关穴有活络止痛的作用。拍打此穴可改善肘臂挛痛及指关节肿胀、疼痛等症状。

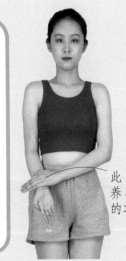

此穴还有养心安神的功效。

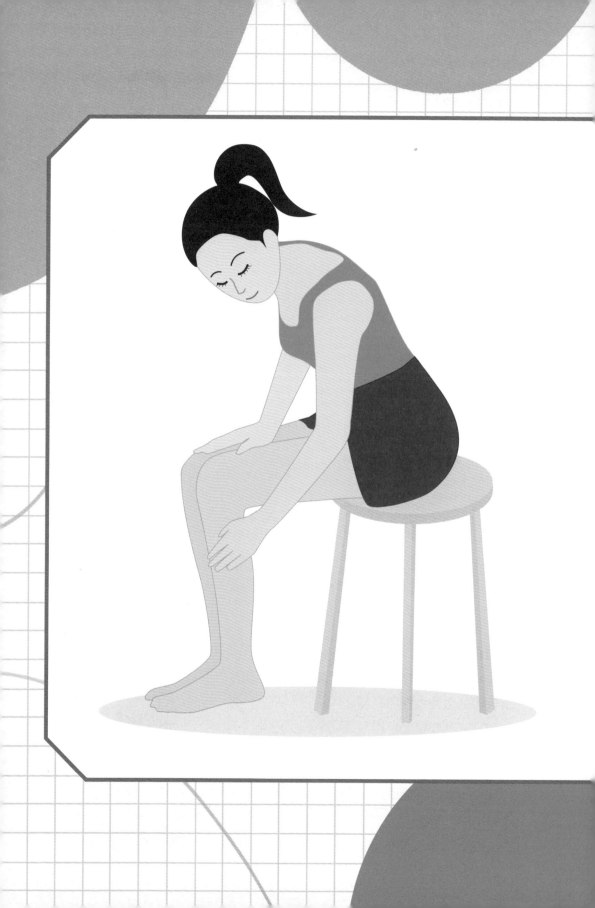

第五章

简单高效拍打操，
强身健体病不找

　　拍打操练习时或讲求韵律，或随性而为。本章主要介绍一些简单、实用的拍打操，以供读者日常保健，有古法拍打，也有适合办公室白领的拍打操，还有我们日常生活中多种场景下适合做的拍打操。

古法拍打：
八式穴位拍打功

扫码观看视频演示

八式穴位拍打功相传为明末清初名医傅青主所创，后经辗转传承而得以泽被后人。傅青主精通妇科、针灸及各种疑难杂症，所创八式穴位拍打功亦包含深刻的医理，故此功法一直为后世所重视，历代习练者络绎不绝。其功法只有八式，非常适合生活节奏快的现代人练习。

搓掌时微闭双目，精神专注于手部动作。

预备式：开劳宫

劳宫穴在掌区，横平第3掌指关节近端，第2、3掌骨之间偏于第3掌骨。自然站立，双足分开与肩同宽。双臂合抱于小腹前，掌心相对，静立10分钟，然后双掌相互交错，连续相搓数十次，至双掌发热。

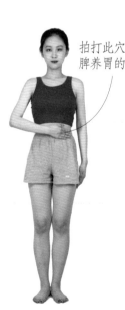

拍打此穴有健脾养胃的作用。

第一式：拍天枢

天枢穴在腹部，横平脐中，前正中线旁开2寸处。掌心劳宫穴对准脐旁的天枢穴，先用左掌拍打，再用右掌拍打。左右手交替进行，力度适中，各拍打7次。

拍打结束后，双手搓热，双掌劳宫穴紧贴两侧天枢穴，顺、逆时针各揉摩7次。

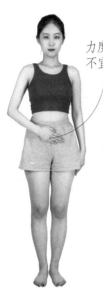

力度宜适中，
不宜用蛮力。

气海穴在下腹部，脐中下 1.5 寸，前正中线上。双手掌心相贴，搓至发热。先用左掌劳宫穴对准气海穴拍打，再用右掌劳宫穴对准气海穴拍打。左右手交替进行，各拍打 7 次。

拍打结束后，双手搓热，重叠揉摩气海穴，顺、逆时针各 7 次。男左掌在下，女右掌在下。

第二式：拍气海

神阙穴在脐区，脐中央。双掌搓至发热，先用左掌劳宫穴对准神阙穴拍打，再用右掌劳宫穴对准神阙穴拍打。左右手交替进行，各拍打 7 次。

拍打结束后，双手搓热，重叠揉摩神阙穴，顺、逆时针各 7 次。男左掌在下，女右掌在下。

第三式：拍神阙

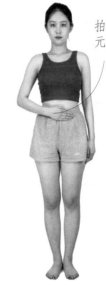

拍打此穴可培元固本。

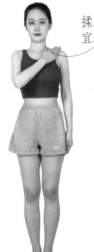

揉摩力度宜适中。

中府穴在胸部，横平第 1 肋间隙，锁骨下窝外侧，前正中线旁开 6 寸处。双手掌心搓至发热，先用左掌劳宫穴对准右侧中府穴拍打，再用右掌劳宫穴对准左侧中府穴拍打。左右手交替进行，各拍打 7 次。

拍打结束后，双手搓热，揉摩两侧中府穴，顺、逆时针各 7 次，先揉左侧，再揉右侧。

第四式：拍中府

第五式：拍膻中

膻中穴在胸部，横平第 4 肋间隙，前正中线上。将双手搓至发热，先用左手劳宫穴对准膻中穴拍打，再用右手劳宫穴对准膻中穴拍打。左右手交替进行，各拍打 7 次。

拍打结束后，双手搓热，右掌盖住左掌，左掌劳宫穴紧贴膻中穴，顺、逆时针各揉摩 7 次。

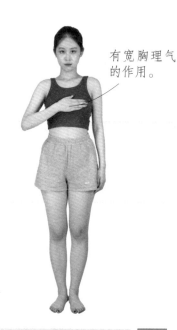

有宽胸理气的作用。

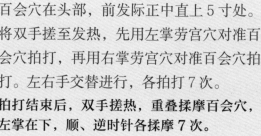

拍打百会穴不可使用蛮力。

第六式：拍百会

百会穴在头部，前发际正中直上 5 寸处。将双手搓至发热，先用左掌劳宫穴对准百会穴拍打，再用右掌劳宫穴对准百会穴拍打。左右手交替进行，各拍打 7 次。

拍打结束后，双手搓热，重叠揉摩百会穴，左掌在下，顺、逆时针各揉摩 7 次。

第七式：拍肩井

肩井穴在肩胛区，第 7 颈椎棘突与肩峰最外侧点连线的中点。将两手掌搓至发热，先用右掌劳宫穴全力拍打左肩井穴，再用左掌劳宫穴拍打右肩井穴，各拍打 7 遍。

拍打结束后，双手搓热，揉摩两侧肩井穴，顺、逆时针各揉摩 7 次，先揉左侧，再揉右侧。

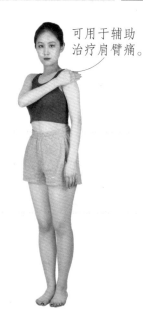

可用于辅助治疗肩臂痛。

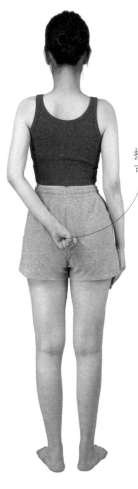

捶打尾椎
可稍用力。

温馨提示

练习本套功法，春、秋、冬三季可脱去衣衫在室内练习。夏日清晨可在空气清新、空旷宁静的户外练习，效果更佳。

踮起时吸气，
落地时呼气，
收势时宜缓慢。

第八式：捶尾椎

自然站立，先用左手拳背捶打尾椎，再用右手拳背捶打尾椎，左右手交替进行，各捶打7次。

拍打结束后，双手搓热，左右掌重叠揉摩尾椎，左掌在下，顺、逆时针各揉摩7次。

整理式：踮脚跟

将两手掌搓至发热，用左右掌心劳宫穴分别紧贴左右腰眼，然后踮起脚跟，尽量抬高，落地时要有弹性，共做7次。然后将双掌缓缓收于腹前，自然回归体侧。

古法拍打：
八虚拍打操

扫码观看视频演示

　　"八虚"指人体的8个部位（两肘、两腋、两髀、两腘），均为人体的虚陷、薄弱之处，故称"八虚"。《黄帝内经》认为，外邪、内邪均容易侵扰并驻留于此，故经常出现关节拘挛、不能屈伸、疼痛等症状。拍打刺激八虚部位，可将外邪及体内的代谢废物以出痧的形式排出体外。

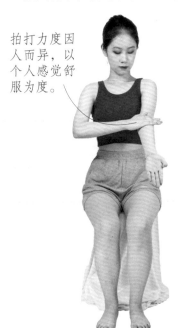

拍打力度因人而异，以个人感觉舒服为度。

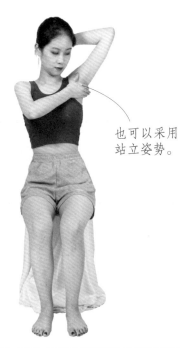

也可以采用站立姿势。

拍肘窝

取坐姿，左臂于体前伸直，左手掌心朝上，用右手拍打左侧肘窝，拍至微微发热。再换右臂于体前伸直，右手掌心朝上，用左手拍打右侧肘窝，拍至微微发热。

拍腋窝

取坐姿，左臂屈肘，左手扶住后脑勺，露出左侧腋窝，用右手拍打。再换右臂屈肘，右手扶住后脑勺，用左手拍打右侧腋窝。

温馨提示

中医有"腰背委中求"的说法。膀胱经、肾经经过腘窝（委中穴所在区域），经常拍打可以起到补肾强腰的作用。

也可采取半蹲式，双手同时拍打。

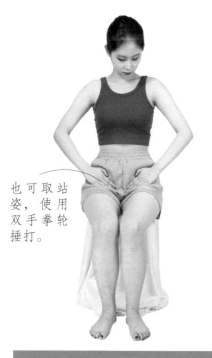

也可取站姿，使用双手拳轮捶打。

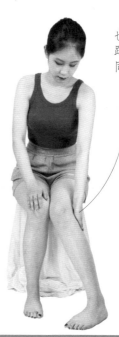

拍腹股沟

取坐姿，用双手手掌拍打同侧腹股沟，拍至微微发热。

拍腘窝

取坐姿，左膝向内转，用左手拍打同侧腘窝，拍至微微发热。再换右膝向内转，用右手拍打同侧腘窝，拍至微微发热。

办公室高效拍打操，
迅速消疲劳

　　白领一族久坐办公室，难免会产生疲劳感。这时候抽出 10 分钟做一套简易的拍打操，可以快速消除疲劳。人的手指连着全身的脏器，稍稍用力拍打手指，即可刺激全身十二经脉；拍打心包经、心经可以宁神养心，有助于缓解紧张和焦躁的情绪；拍打胆经可促进消化吸收及废物代谢；拍打百会穴可迅速提神醒脑。

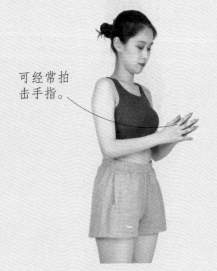

可经常拍击手指。

拍打手指

自然站立，十指张开，两手掌相对，手指相对，用力拍打，重复 50~100 次。

人的手指部位穴位丰富，拍打手指能刺激穴位，促进全身气血通畅，提神醒脑。

拍打心包经

自然站立，手臂伸直，掌心向上。用另一只手沿心包经循行路线拍打。两臂都要拍打。

经常拍打疏通心包经，可以有效排解负面情绪，使心情愉悦，并可改善失眠问题，提高睡眠质量。

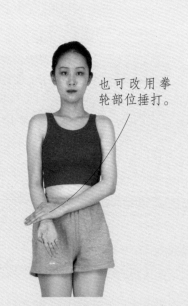

也可改用拳轮部位捶打。

拍打心经

自然站立，手臂伸直，掌心微微朝上。用另一只手沿心经循行路线拍打。两臂都要拍打。

经常拍打心经有宁心安神、通络止痛的作用，可改善神经紧张、肘臂酸麻等症状。

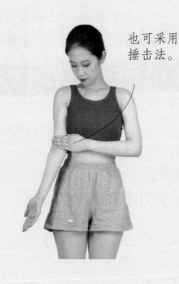

也可采用捶击法。

捶打胆经

取坐姿，用拳心循大腿外侧中线，从髋部向膝盖方向捶打。左右腿可同时捶打。

经常捶打胆经，可以调节全身气血运行，改善抑郁、烦躁的情绪。

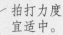

捶打力度以感觉不到疼痛为宜。

拍打百会穴

百会穴在头部，前发际正中直上 5 寸处。双目可微闭，以手掌心拍打百会穴。拍打 50~100 次。

百会穴为一身之极顶，可以提引周身之气血。经常拍打此穴可提神醒脑，增强记忆力。

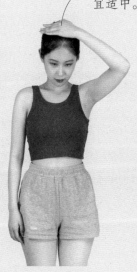

拍打力度宜适中。

清晨拍打操，
唤醒身体祛水肿

　　人的身体在经过一夜的睡眠后，全身的肌肉、筋骨、气血都亟待唤醒。而早晨空气清新，适合人们做一些动作柔和的拍打操来唤醒身体，生发阳气，加速废物代谢。此外，许多中老年人长期受到诸多慢性病的困扰，也可以借助此操来缓解和改善。

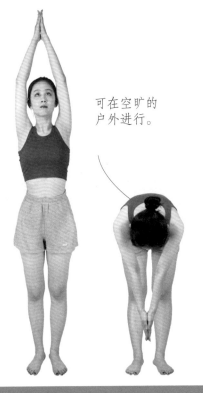

可在空旷的户外进行。

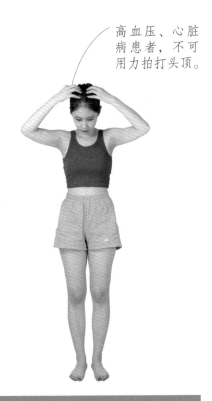

高血压、心脏病患者，不可用力拍打头顶。

拍手掌	叩头顶
自然站立，双脚平行，与肩同宽。全身放松，轻轻抖动双腿。双臂上举，掌心相对，双手拍打 50 次。然后弯腰低头，双手拍打 50 次。	自然站立，双手上举，五指微微张开，双目微闭，用双手指腹叩击头顶 50~100 次。

温馨提示

拍打肘窝不仅可以改善"网球肘"，还可缓解咳嗽、鼻塞、焦虑、抑郁等不适症状。

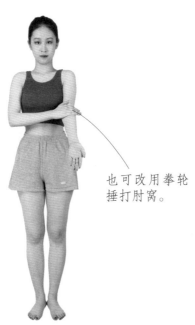

也可改用拳轮捶打肘窝。

也可改用拳心捶打。

拍肘部和肘窝

左臂前伸，露出肘窝，用右手拍打左肘窝50次；然后左臂外旋，掌心向外，露出肘部，用右手拍打左肘50次。换左手拍打右肘窝、右肘各50次。

拍腹股沟

自然站立，双臂微曲，用双手同时拍打左、右腹股沟各50次。

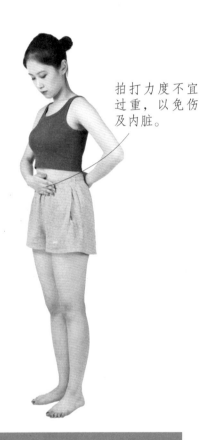

拍打力度不宜
过重，以免伤
及内脏。

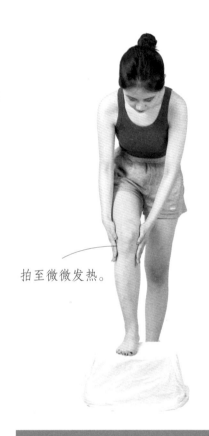

拍至微微发热。

前拍肚脐后拍腰

自然站立，双手一前一后，前
拍肚脐后拍腰，重复 50 次。
两手前后交替进行。

拍膝盖

自然站立，右脚蹬矮凳，使大
腿与小腿呈 90° 左右，双手拍
打右膝盖两侧 50 次。然后换
左脚蹬凳，双手拍打左膝盖两
侧 50 次。

温馨提示

经常拍打小腿肚有润肠通便、疏肝利胆、安神助眠的作用，可改善便秘、小便不利、腹胀、失眠等症状。

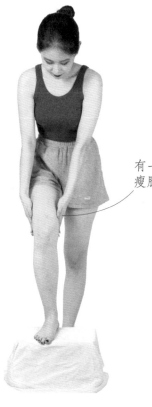

有一定的瘦腿效果。

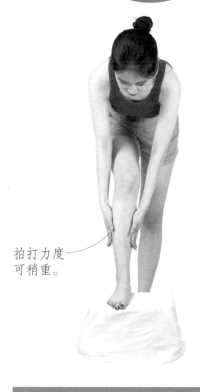

拍打力度可稍重。

拍大腿

自然站立，右脚蹬矮凳，使大腿与小腿呈 90° 左右，双手拍打右侧大腿两侧 50 次。依上述方法，双手再拍打左侧大腿两侧 50 次。

拍小腿

自然站立，右脚蹬矮凳，使大腿与小腿呈 90° 左右。双手拍打右侧小腿两侧 50 次。依上述方法，再拍打左侧小腿两侧 50 次。

睡前拍打操，
身心放松睡得香

睡前做拍打操，目的在于放松助眠，故拍打动作不可过于复杂，拍打力度也不可过重，拍打时间更不可过长，而且所选部位也必须以安神定志为宗旨。以下这套睡前简易拍打操，可让你身心放松睡得香。

拍打节奏控制在 90~100 次 / 分钟。

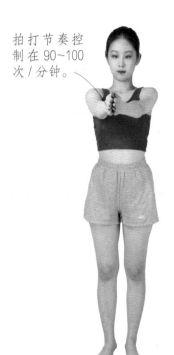

此动作应一气呵成，不可拖泥带水。

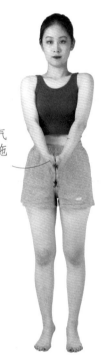

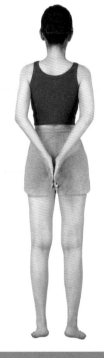

拍手心	前后拍
自然站立，双脚稍分开。后脚跟有节律地踮起，落下。双臂向前平伸，伴随身体起落的节奏，双手做拍打动作。重复该动作 30 次。	双臂向前伸，伴随身体起落的节奏，双手在身前做一遍拍打动作，然后自然甩向身后做一遍拍打动作。重复该动作 30 次。

温馨提示

拍打腋窝有改善血液循环等作用。当出现失眠多梦、胸闷心烦等症状时，可以适度拍打腋窝。

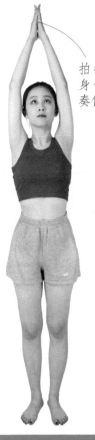

拍打动作与身体起落节奏保持一致。

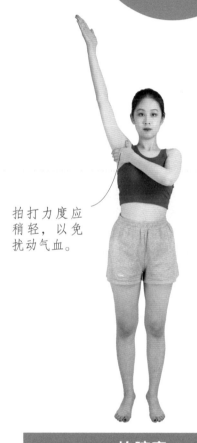

拍打力度应稍轻，以免扰动气血。

举手拍

双臂上举过头顶，掌心相对。伴随身体起落的节奏，双手在头顶上方做拍打动作。重复该动作30次。

拍腋窝

右臂上举，露出腋窝。伴随身体起落的节奏，用左手拍打右腋窝30次。然后改换右手拍打左腋窝30次。

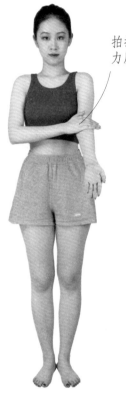

拍打时，
力度宜轻。

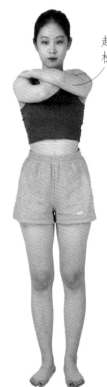

起落动作宜放
松而轻快。

拍肘窝

左臂平伸，露出肘窝。伴随身体起落的节奏，用右手拍打左肘窝 30 次。然后改换左手，重复该动作 30 次。

拍双肩

双臂在胸前自然交叉，伴随身体起落的节奏，用左手拍打右肩，同时用右手拍打左肩，重复该动作 30 次。

温馨提示

年老体弱者练习这套
拍打操时，不必强求做
踮脚动作，可改为随性
拍打，时间宜控制在
10分钟以内。

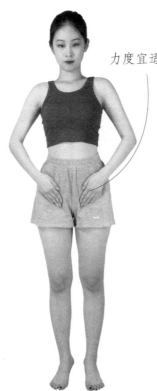

力度宜适中。

平时要多注意
臀部保暖。

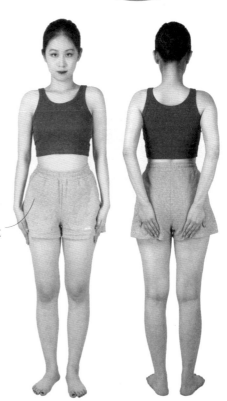

拍腹股沟

双臂自然下垂，伴随身体起
落的节奏，左右手同时做拍
打腹股沟的动作，重复该动
作30次。

拍臀侧和后臀

双臂自然下垂，伴随身体起落
的节奏，左右手同时做拍打臀
侧的动作，然后伸向身后做拍
打后臀的动作，两个动作各重
复30次。

随时随地做拍打保健操

一说到日常保健，很多人会面露难色，总觉得没时间、没精力。其实只要掌握下面这些保健操，无论是等公交车，等红绿灯，还是等电梯，都可以抽空做一做。

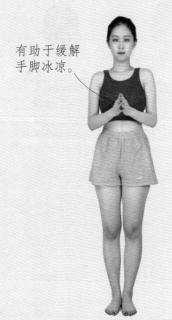

有助于缓解手脚冰凉。

拍击手指尖

自然站立，十指张开，两手掌相对，手指尖对手指尖用力拍击 50~100 次。

此动作有调畅气血、清脑明目的作用。

拍打颈侧

用手掌拍打对侧颈部，每侧拍打 50~100 次。

经常拍打颈部，可防治肩周炎、颈椎病，并可改善失眠症状，增强记忆力。

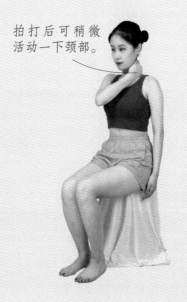

拍打后可稍微活动一下颈部。

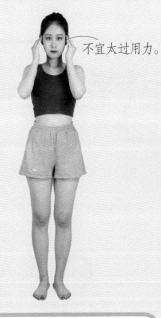

不宜太过用力。

叩击太阳穴

双手四指（拇指除外）并拢，用四指指腹叩击太阳穴 50~100 次。

此动作有振奋精神、止痛醒脑的作用。

也可以用拳轮捶打。

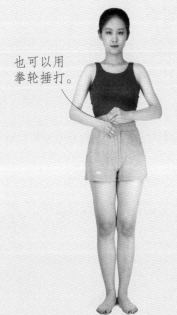

叩击虎口

用左手四指指腹叩击右手虎口 50~100 次。左右两侧交替进行。

此动作有清热解表、明目聪耳的作用。

拍打动作宜轻柔，以免损伤耳鼓膜。

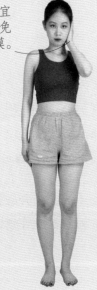

拍打耳朵

一边走路，一边以手掌拍打同侧耳朵，并静心感受耳朵里的"咚咚"声。左右手交替进行，以感觉耳朵微微发热为度。

耳朵上有人体全息经络反射区。经常拍打耳朵，可以提肾气、强听力。

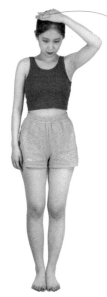

先拍头顶，后拍头两侧，再拍前额和后脑。

拍头部

用手掌拍打头部。整个头部都要拍打，以头部舒适为度。

适度拍头部可充分升发人体阳气。

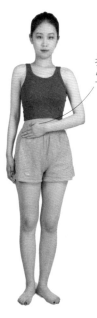

拍打力度宜轻柔。

拍腹部

用手掌轻轻拍打腹部，左右手交替进行。

拍打腹部可以加强肠胃蠕动，改善便秘、便溏等问题。

捶打臀部和腹股沟

用拳眼、拳心或拳轮反复捶打同侧臀部和腹股沟。两侧都要捶打。

臀部和腹股沟穴位众多，经常捶打可改善腰肌劳损、腰椎退变等腰椎病症，并可促进脾的运化和吸收。

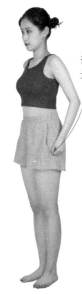

捶打臀部可适当用力。